ГРАБОВОЙ ГРИГОРИЙ ПЕТРОВИЧ

ЧИСЛЕННЫЕ КОНЦЕНТРАЦИИ ПО ПРОДУКТАМ

ТРУД «ЧИСЛЕННЫЕ КОНЦЕНТРАЦИИ ПО ПРОДУКТАМ»
СОЗДАН ГРАБОВЫМ ГРИГОРИЕМ ПЕТРОВИЧЕМ В 2004 ГОДУ
ДОПОЛНЕН ГРАБОВЫМ Г.П.

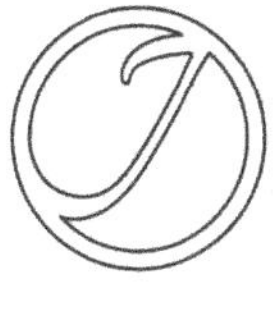

2013

Jelezky Publishing, Hamburg
www.jelezky-publishing.eu

Г. П. Грабовой

ЧИСЛЕННЫЕ КОНЦЕНТРАЦИИ ПО ПРОДУКТАМ

Издатель SVET UG, Гамбург, Германия 2013. - 180 с.
www.svet-centre.eu

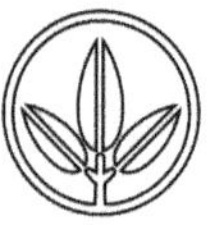

Подписано в печать 25.03.2013

ISBN: 978-3-943110-66-1

Содержание

ВВЕДЕНИЕ 4
ЧИСЛЕННЫЕ КОНЦЕНТРАЦИИ 10
РЕЦЕПТЫ 88

ВВЕДЕНИЕ

При работе с продуктами питания с целью вечной жизни и вечного развития необходимо рассматривать следующее: внешний приток материи и информации способствует технологиям вечного развития по принципу насыщения в биологическом плане, по принципу тренинга технологий вечного развития и по принципу взаимодействия духовного и материального.

Таким образом, когда речь идёт о поступлении продуктов питания в организм человека и, вообще говоря, продуктов питания, употребляемых живыми существами, здесь, прежде всего, нужно рассматривать общую задачу и идеологию вечного развития, направленную на формирование технологий вечного развития, исходя из питания. Необходимо воспринимать структуру души, проявляемую в виде физического тела. Продукты питания, являющиеся информационной в том числе системой мира, поступая в организм человека, взаимодействуют с душой.

Реализовывать действия продуктов питания целесообразно на уровне духа, строящего тело по биологическому принципу и по принципу духовного управления. Переход из биологического функционирования тела в уровень духовного управления физической материей также можно производить с использованием продуктов питания.

Исходя из этого, числовые ряды, которые соответствуют продуктам питания, направляют употребляемые человеком продукты питания в область познания вечного развития и одновременно реализуют вечную жизнь человека.

Нужно учитывать элемент развития управления, состоящий в том, что достаточно много взаимодействий в организме происходит на уровне сочетания продуктов. На химическом и биологическом уровне, на уровне обмена веществ, поглощение организмом продуктов питания происходит в процессе различных последействий продуктов. При изучении продуктов питания с использованием логики вечного развития и вечной жизни человека необходимо управлять результатом взаимодействия употреблённых продуктов. Учитывать в том числе неизвестные процессы взаимодействия, которые зачастую являются важными в плане взаимодействия с душой человека, с духом в плане действия по структуре познания мира.

Создатель, создавая всё живое и создав всё живое, направил взаимодействие живого с потребляемым таким образом, чтобы реализовался принцип вечной жизни живого. Следовательно, здесь надо рассматривать ту структуру развития человека, которая связана во многом ещё и с внутренним мышлением на уровне глубинных структур души, где идёт организация тела человека. Ведь тело человека одновременно организовывается и душой на определённом уровне духовного управления. Поэтому взаимодействие с божественным уровнем происходит в плане целей управления в сторону вечного развития – божественной цели управления. Посредством осознания этого можно находить системные технологии вечного развития посредством восприятия продуктов питания.

Первым элементом геометрического уровня управления в области восприятия человека является то, что можно рассматривать продукты на уровне отражения на определённую полусферу. Вы представляете, что со стороны сердца, примерно в пятнадцати-двадцати сантиметрах от тела, находится полусфера, которая вогнута от вас. На внутреннюю поверхность этой сферы проецируются различные продукты питания, которые вы употребляете – белки, например, жиры, углеводы, – и они таким образом взаимодействуют, что происходит импульс жизни человека. Душа, таким образом, рассматривает процесс взаимодействия ваших продуктов на определённом уровне информации и какие-то элементы пропускает и направляет в сторону вечного развития, а какие-то – корректирует. Ведь изначально душа однозначно направлена в своей идеологии организации и по структуре своего создания и развития в сторону вечной жизни физического тела человека.

Поэтому здесь можно также рассмотреть элементы воскрешения человека исходя из ряда продуктов, которые наиболее предпочтительны. Например, если речь идёт об усилении и ускорении систем воскрешения ушедших, то тогда, прежде всего, нужно рассматривать молоко, воду и вещества, которые обладают определёнными красноватыми оттенками. Сочетая эти три элемента, мы получаем ускорение в процессе воскрешения. Занимающийся воскрешением может, соответственно, употребляя в момент воскрешающего управления молоко, воду или, например, сливу или вишню, имеющие красный оттенок, ускорять процесс воскрешения. Так как передача информации душе воскрешаемого происходит более быстро и продуктивно.

Можно познавать технологии, когда воскрешаемый, используя минимальное количество продуктов, может быстрее восстанавливать свою физическую материю путём организации связи физически проявленной материи и различных непроявленных субстанций, существующих на уровне информации.

Человек развитый начинает это воспринимать и видит, что воскрешаемый, например, используя даже испарения от молочного продукта, может ускорить воскрешение путём вспоминания души о молоке. Душа вспоминает при передаче этой информации много элементов физической жизни, и процесс воскрешения бурно нарастает в плане визуализации воскрешённого в обычном физическом мире.

Продукты питания с точки зрения технологий вечного развития имеют комплексное значение, прежде всего реализующееся в соединении различных позиций управления и постоянной контактности с продуктами. Поэтому они также являются определённым уровнем тренинга вечного развития. Закладывая в информацию потребления продуктов питания систему вечного развития, человек, прежде всего, находит как максимальную пользу продуктов для текущего состояния здоровья и управления будущими событиями в плане вечного развития, так и одновременно реализует тренинг духовного управления, при котором человек, организовывающий своё тело физическим уровнем первоначально, переходит в уровень духовного управления телом посредством своего сознания.

Любой физический элемент развития, физическое тело человека по этой логике можно преобразовать в систему духовного управления через концентрацию духовного уровня, посредством состояния сознания, которое может организовать тело, например, с минимальным употреблением продуктов наряду с отсутствием истощённости тела. При переходе к таким духовным техникам управления своими физическими материями в организме человека надо, прежде всего, реализовывать указанный первый принцип отсутствия истощаемости, при котором человек должен быть полностью здоров. Если при уменьшении продуктов питания духовное управление не достигло нужного уровня, то есть человек теряет обычную массу тела, соответствующую его конституции, тогда следует снова приводить управление к употреблению большего количества продуктов питания. Переход на духовное управление биологическими процессами – это, прежде всего, одновременно и переход, связанный с возможностью всех людей управлять физическим телом за счёт духовного управления. Следовательно всегда надо думать о передаче данных знаний другим.

Отдельные личности, которые могут это делать и совершенствоваться в плане духовного управления процессами тела, соответственно могут быть уверены в том, что вечное их развитие может быть реально обосновано и бесконечно в том случае, если это все умеют. Люди, которые длительное время могут насыщать своё тело путём духовного управления с минимальным употреблением продуктов или же вообще, например, какой-то период не употребляя продуктов питания, прежде всего также должны распространять действие таких знаний на всех.

Познание духовного управления биологическими процессами может происходить в периодах между приёмами пищи. В процессе этого периода можно изучать механизм управления, при котором дух управляет физическим телом. В этот период можно потренироваться и увидеть, что есть духовное управление организмом, то есть физическими процессами организма, за счёт духа, а не за счёт биологических систем.

Используя продукты, этот процесс можно настолько развить, что, не испытывая голодания, можно обладать точными знаниями о духовном управлении биологическими процессами. Эти знания являются также резервным уровнем организма при каких-либо ситуациях.

В дальнейшем, когда всё человечество сможет таким образом развиваться за счёт духовного управления, то будет, соответственно, проще реализовывать структуру вечного развития без поступления обычных для 21 века продуктов. При этом дух переводит управление на уровень создания продуктов, поступающих в организм, и происходит создание элементов, полезных для организма, которые также могут быть употребляемы в виде обычного процесса употребления, как это делают люди и сейчас.

Таким образом, следующий уровень развития – создание духом продуктов питания за счёт концентрации. И это тоже один из элементов, который закладывается в систему управления при числовых концентрациях. Вся система будущего развития, она обязательно должна закладываться при концентрациях, так как продукты взаимодействуют с человеком длительное время, в течение суток например; и в бесконечном времени также нужно знать механизм пополнения продуктов питания в том даже случае, когда их нет.

Воспроизводство продуктов питания усилием физическим и духовным следующее: либо появляются продукты путём событийного управления, либо человек в силе создать информационный уровень, доводящий до материального вещества или концентрата информации, который как бы заменяет продукт питания в какой-то момент – это тоже есть определённый уровень управления. Поэтому, переходя уже непосредственно к числовым рядам, необходимо иметь в виду весь комплекс, который заложен в данных числовых рядах.

Далее, по главам дано перечисление продуктов с соответствующей главе концентрацией по формированию вечной жизни с использованием продуктов. Затем, в таблице записаны по каждой главе детализация по продуктам с соответствующими численными концентрациями с целью достижения вечной жизни посредством использования продуктов.

ЧИСЛЕННЫЕ КОНЦЕНТРАЦИИ

МОЛОКО И МОЛОЧНЫЕ ПРОДУКТЫ 91471831949181

ПРОДУКТ

Брынза из коровьего молока **64879421831848**

Йогурт нат. 1.5% жирности **68437129836481**

Кефир нежирный **51831484931784**

Кефир жирный **54864739849751**

Молоко **59437121849728**

Молоко ацидофильное **46971536748947**

Молоко цельное сухое **54937689439872**

Молоко сгущёное **58671831749884**

Молоко сгущёное с сахаром **59432167849874**

Простокваша **49678493184971**

Ряженка **89121898112948**

Сливки 10% **59842136718951**

Сливки 20% **21431567489451**

Сметана 10% **59864174931981**

Сметана 20% **49806412898131**

Сырки и масса творожные особые **59467194894718**

Сыр российский **54849679459481**

Сыр голландский **59421831974851**

Сыр швейцарский **56431981949864**

Сыр пошехонский **54961721979184**

Сыр плавленый **49569179451679**

Творог жирный **59874931749879**

Творог полужирный **59862179849654**

Творог нежирный **34961831758421**

ЖИРЫ, МАРГАРИН, МАСЛО 5496418911

ПРОДУКТ

Жир топлёный **1482413967**

Маргарин молочный **5496973185**

Маргарин бутербродный **4964785496**

Майонез **5813948215**

Масло растительное **6497283971**

Масло сливочное **4795167915**

Масло топлёное **2194893190**

ХЛЕБ И ХЛЕБОБУЛОЧНЫЕ ИЗДЕЛИЯ, МУКА **31961871481**

ПРОДУКТ

Хлеб ржаной **54961831754**

Хлеб пшен. из муки I сорта **54931749871**

Сдобная выпечка **64937189417**

Баранки **74854132841**

Сушки **98967139851**

Сухари пшеничные **54816793148**

Сухари сливочные **59479689481**

Мука пшеничная высш. сорта **518214319411**

Мука пшеничная I сорта **21431851961**

Мука пшеничная II сорта **31948151984**

Мука ржаная **34121831961**

КРУПЫ 51481631971

ПРОДУКТ

Гречневая ядрица **54849169918**

Гречневая продел **894564897178**

Манная **394564817498**

Овсяная **51849631781**

Перловая **42146971851**

Пшено **36831971421**

Рисовая **34961731851**

Пшеничная “Полтавская” **39854136871**

Толокно **59847189917**

Ячневая **49851621971**

Геркулес **49618431984**

Кукурузная **59167891481**

ОВОЩИ 319681398

ПРОДУКТ

Баклажаны **149714319**

Брюква **491814318**

Горошек зелёный **497184519**

Кабачки **361851368**

Капуста белокочанная **649481319**

Капуста краснокочанная **398491516**

Капуста цветная **318567491**

Картофель **494891519**

Лук зелёный (перо) **491894851**

Лук порей **479894317**

Лук репчатый **648541919**

Морковь красная **489716318**

Огурцы грунтовые **549164891**

Огурцы парниковые **647498519**

Перец зелёный сладкий **498641894**

Перец красный сладкий **549641894**

Петрушка (зелень) **548741318**

Петрушка (корень) **494894514**

Ревень (черешковый) **549641318**

Редис **485481316**

Редька **541648749**

Репа **496547891**

Салат **549649894**

Свёкла **371894548**

Томаты (грунтовые) **564714218**

Томаты (парниковые) **591318549**

Зелёная фасоль **3648513194**

Хрен **8215164981**

Черемша **4985173148**

Чеснок **3894915946**

Шпинат **4897183194**

Щавель **4986418981**

ФРУКТЫ И ЯГОДЫ 5619494319

ПРОДУКТ

Абрикосы **894541319**

Айва **374894594**

Алыча **3845163189**

Ананас **989417319**

Бананы **516498518**

Вишня **314918516**

Гранат **594398491**

Груша **497514894**

Инжир **549317548**

Кизил **314898617**

Персики **894108494**

Рябина садовая **541494816**

Рябина черноплодная **549467894**

Слива садовая **547894318**

Финики **561498714**

Хурма **896748516**

Черешня **849108901**

Шелковица **589714847**

Яблоки **694897548**

Апельсин **589714916**

Грейпфрут **541218014**

Лимон **317584961**

Мандарин **318649710**

Брусника **317496814**

Виноград **549618714**

Голубика **319894617**

Ежевика **317948612**

Земляника **398749671**

Клюква **364898714**

Крыжовник **594697378**

Малина **361498374**

Морошка **398594691**

Облепиха **894378495**

Смородина белая **589647218**

Смородина красная **398671378**

Смородина чёрная **397498564**

Черника **369894591**

Шиповник свежий **598741894**

Шиповник сушёный **589649717**

СУХОФРУКТЫ 5496181979

ПРОДУКТ

Урюк **5948946191**

Курага **3948148159**

Изюм с косточкой **6193185148**

Изюм кишмиш **3148956178**

Вишня **3945986179**

Груша **3987945967**

Персики **3689745198**

Чернослив **5946917184**

Яблоки **5896975981**

БОБОВЫЕ 31894961719

ПРОДУКТ

Бобы **31861871918**

Горох лущёный **59431861749**

Горох цельный **58438961971**

Соя **54969859841**

Фасоль **59479859784**

Чечевица **39485961748**

ГРИБЫ 56489131849718

ПРОДУКТ

Белые свежие **54961431894717**

Белые сушёные **49789749164981**

Подберёзовики свежие **54167121949891**

Подосиновики свежие **54964759864781**

Сыроежки свежие **49489149817491**

При управлении по категориям продуктов мясо, птица, рыба морепродукты, как и во всех случаях, связанных с деятельностью живых организмов, задача вечного развития – это создание вечной жизни для всего живого без причинения вреда кому-либо.

МЯСО, СУБПРОДУКТЫ, ПТИЦА 498517494168491894718

ЯЙЦА 3148964971981

ПРОДУКТ

Яйцо куриное **4965485194918**

Яичный порошок **4648985194781**

Сухой белок **4675485496418**

Сухой желток **3145185496178**

Яйцо перепелиное **6495471496497**

РЫБА И МОРЕПРОДУКТЫ 51849459758961

ПРОДУКТ

Бычки **49847151946981**

Горбуша **69854919758961**

Камбала **39451949756489**

Карась **49756457897841**

Карп **49806421904829**

Кета **31489649896471**

Корюшка **49564879154878**

Ледяная **31854739451648**

Лещ **49754894947481**

Сёмга **44819856481948**

Макрурус **54751854961841**

Минога **31749854961751**

Минтай **68931459841781**

Мойва **34854718431961**

Навага **39856489719871**

Налим **38941489451891**

Нототения мраморная **31489451671891**

Окунь морской **59831436871841**

Окунь речной **514518314891091 01**

Осётр **49481931961891**

Палтус **51454891489418**

Путассу **39481351941891**

Рыба-сабля **58969131749871**

Рыбец каспийский **54859874971891**

Сазан **31489451941871**

Сайра крупная **31789451931641**

Сайра мелкая **31894831641891**

Салака **34848949716410**

Сельдь **49851432167189**

Сиг **349618317489491164**

Скумбрия **38454618451481**

Сом **31849150619481**

Ставрида **50219346891898**

Стерлядь **34951671931841**

Судак **38945139649751**

Треска **34567148949751**

Тунец **31451961831751**

Угольная рыба **54849131975489**

Угорь морской **59431731854971**

Угорь **34961894917891**

Хек **38416804918410**

Щука **31485689711230**

Язь 18031256978106

Креветка дальневосточная **34154831459318**

Печень трески **29806426132904**

Кальмар **31856134916871**

Краб **34951671851481**

Креветка **31485619879480**

Морская капуста **38134128946721**

Паста “Океан” **31485649149875**

Трепанг **38459489813894**

При концентрации на данной части, соответствующей рыбе и морепродуктам, необходимо учитывать, что близость форм по одному виду продуктов моря и речных продуктов позволяет в упрощённом, ускоренном варианте выводить на уровень вечного развития всех морских организмов. При этом управление делается по распространению форм, чтобы тот же совершенно элемент воспроизвёлся в системе бесконечных будущих событий.

ИКРА 41489131756491819748

ПРОДУКТ

Кеты зернистая **591364517498917**

Лещевая пробойная **368913389497184**

Минтаевая пробойная **218361948519618**

Осетровая зернистая **368491519489717**

Осетровая пробойная **389417594569171**

ОРЕХИ 5498197

ПРОДУКТ

Фундук **2193168**

Миндаль **3687185**

Грецкий орех **5986417**

Арахис **3896489**

Семя подсолнечника **3168945**

СЛАДОСТИ 59871421

ПРОДУКТ

Мёд **31954872**

Драже фруктовое **54969874**

Зефир **89849128**

Ирис **61057429**

Мармелад **31984728**

Карамель **36479821**

Конфеты, глазированные шоколадом **54958564**

Пастила **38971498**

Сахар **39168974**

Халва тахинная **38949194**

Халва подсолнечная **29871426**

Шоколад тёмный **21906408**

Шоколад молочный **72814947**

Вафли с фруктовыми начинками **34859854**

Вафли с жировыми начинками **41489731**

Пирожное слоёное с кремом **59814931847**

Пирожное слоёное с яблоком **96419854**

Пирожное бисквитное **37859416**

Пряники **314819647**

Торт бисквитный **541219617**

Торт миндальный **27481931**

Дальше приведена таблица Е-кодов, которые используются в виде пищевых добавок в пищевой промышленности. Соответственно, нужны управляющие ряды для того, чтобы также использовать управление в сторону вечного развития в связи с тем, что в перспективе вечного развития различные синтезированные элементы будут занимать существенное место. Поэтому управление должно строиться на адаптации различных внешних веществ к задаче вечного развития. Эти внешние вещества, которые поступают в организм, должны соответствовать всем критериям и стандартам вечной жизни и вечного развития человека и всего человечества.

Таблица Е-кодов

E-100 Curcumin Куркумины **3183648491**

E-101 (i) Riboflavin; (ii) Riboflavin-5'-Phosphate Sodium (i) Рибофлавин; (ii) Натриевая соль рибофлавин-5-фосфата; **3145496191**

E 102 Tartrazine Тартразин **5148945197**

E-104 Quinoline Yellow Желтый хинолиновый **5483175191**

E-110 Sunset Yellow FCF, Orange Yellow S Желтый "солнечный закат" FCF, оранжево-желтый S **4983173196**

E-120 Cochineal, Carminic Acid, Carmines Кошениль; карминовая кислота; кармины **4985143197**

E-122 Azorubine, Carmoisine Азорубин, кармуазин **69872189851**

E-124 Ponceau 4R, Cochineal Red A Понсо 4R (пунцовый4R), кошенилевый красный A **598597514318**

E-129 Allura Red AC Красный очаровательный AC **54967159831**

E 131 Patent Blue V Синий патентованный V **58431721948**

E-132 Indigotine, Indigo Carmine Индиготин, индигокармин **3416843197**

E-133 Brilliant Blue FCF Синий блестящий FCF **3885145196**

E-141 Copper Complexes of Chlorophylls and Chlorophyllins (I) Copper Complexes of Chlorophylls (ii) Copper Complexes of Chlorophyllins (i) Медные комплексы хлорофиллов и (ii) хлорофиллинов **5496475181**

E-142 Greens S Зеленый S **5945979184**

E-143 Fast Green FCF Зеленый прочный FCF **56947121989**

E-150a Plain Caramel Сахарный колер I простой (карамель простая) **4912198514**

E-150b Caustic Sulphite Caramel Сахарный колер II, полученный по “щелочно-сульфитной” технологии **3986497181**

E-150c Ammonia Caramel Сахарный колер III, полученный по “аммиачной” технологии **2145138194**

E-150d Sulphite Ammonia Caramel Сахарный колер IV, полученный по “аммиачно-сульфитной” технологии **49831219841**

E-151 Brilliant Black BN, Black PN Черный блестящий BN, черный PN **2173169181**

E-152 Carbon Black (hydrocarbon) Уголь **3986497184**

E-160a Carotenes: (I) Beta-Carotene (Synthetic) Natural Extracts (ii) Каротины:(I) – каротин синтетический, (ii) экстракты натуральных каротинов **3485493184**

E-160b Annatto, Bixin, Norbixin Аннато, биксин, норбиксин **4193125194**

E-160c Paprika extract, Capsanthin, Capsorubin Экстракт паприки, капсантин, капсорубин **48947531844**

E-160e Beta-apo-8’-carotenal (C 30) b-апо-8-каротиновый альдегид (C 30) **5142172181**

E-161a Flavoxanthin Флавоксантин **3148943181**

E-161b Lutein Лутеин **3145986181**

E-161c Cryptoxanthin Криптоксантин **3648545148**

E-161d Rubixanthin Рубиксантин **3821483174**

E-161e Violoxanthin Виолоксантин **5194283174**

E- 161f Rhodoxanthin Родоксантин **8495173485**

E-161g Canthaxanthin Кантаксантин **3194184987**

E-162 Beetroot Red, Betanin Свекольный красный, бетанин **3148985199**

E-163 Anthocyanins Антоцианы **3893645987**

E-164 Saffron Шафран **3172148948**

E-170 Calcium Carbonates Карбонаты кальция **1945318981**

E-171 Titanium Dioxide Диоксид титана **3148543781**

E-172 Iron Oxides and Hydroxides Оксиды и гидроксиды железа **1683173981**

E-181 Tannins, Food Grade Танины пищевые **51458216471**

E-200 Sorbic Acid Сорбиновая кислота **5893174981**

E-201 Sodium Sorbate Сорбат натрия **3684975194**

E-202 Potassium Sorbate Сорбат калия **5843719898**

E-203 Calcium sorbate Сорбат кальция **5897142194**

E-210 Benzoic Acid Бензойная кислота **5148944981**

E-211 Sodium Benzoate Бензоат натрия (по иронии – это отхаркивающее лекарство от кашля) **51421731949**

E-212 Potassium Benzoate Бензоат калия **51739451847**

E-220 Sulphur Dioxide Диоксид серы **59431839471**

E-221 Sodium Sulphite Сульфит натрия **3145173891**

E-222 Sodium Hydrogen Sulphite Гидросульфит натрия **54964789418**

E-223 Sodium Metabisulphite Пиросульфит натрия **5947125194**

E-224 Potassium Metabisulphite Пиросульфит калия **5468917981**

E-234 Nisin Низин (выдается как лекарство **54131849871**

E-235 Natamycin (Pimaricin) Натамицин (пимарицин) **7494698971**

E-236 Formic Acid Муравьиная кислота **54989759491**

E-239 Hexamethylene Tetramine Гексаметилентетрамин **58964137949**

E-242 Dimethyl Dicarbonate Диметилдикарбонат **54831728947**

E-249 Potassium Nitrite Нитрит калия **5486417181**

E-250 Sodium Nitrite Нитрит натрия **3145648941**

E-251 Sodium Nitrate Нитрат натрия **31989719841**

E-260 Acetic Acid Уксусная кислота **3145816491**

E-261 Potassium Acetate Ацетат калия **31489731989**

E-262 Sodium Acetates (i) Sodium Acetate (ii) Sodium Hydrogen Acetate (Sodium Diacetate) Ацетаты натрия: ацетат натрия, гидроацетат натрия (диацетат натрия) **8975412197**

E-265 Dehydroacetic Acid Дегидроацетовая кислота **4975189781**

E-266 Sodium Dehydroacetate Дегидроацетат натрия **3684987191**

E-270 Lactic Acid Молочная кислота **4975193196**

E-280 Propionic Acid Пропионовая кислота **4897143197**

E-284# Boric Acid Борная кислота **5163148198**

E-285# Sodium Tetraborate (Borax) Тетраборат натрия (бура) **6945745891**

E-290 Carbon Dioxide Диоксид углерода **5642148914**

E-296 Malic Acid Яблочная (малоновая) кислота **3145193178**

E-297 Fumaric Acid Фумаровая кислота **5843914198**

E-300 Ascorbic Acid Аскорбиновая кислота **5496410181**

E-301 Sodium Ascorbate Натриевая соль аскорбиновой кислоты (аскорбат натрия) **9194975164**

E-304 Ascorbyl Palmitate Аскорбилпальмитат **5497184196**

E-306 Mixed Tocopherols Concentrate Концентрат смеси токоферолов **5487491987**

E-307 Alpha-tocopherol Альфа-токоферол **5841493198**

E-315 Erythorbic (Isoascorbic) Acid Эриторбовая (изо-аскорбиновая) кислота **8943174984**

E-316 Sodium Erythorbate Эриторбат натрия **4785168987**

E-319 Tertiary Butylhydroquinone Трет-бутилгидрохинон **5497142198**

E-320 Butylated Hydroxyanisole (BHA) Бутилгидроксианизол **5841674989**

E-321 Butylated Hydroxytoluene (BHT) Бутилгидрокситолуол **51421731948**

E-322 Lecithins Лецитины (однако используется в основном ГИ, в частности в шоколаде ЗАО «Россия» и т. д.) **31456431948**

E-326 Potassium Lactate Лактат калия **21451831974**

E-327 Calcium Lactate Лактат кальция **5413184981**

E-330 Citric Acid Лимонная кислота **5614987194**

E-331 Sodium Citrates (i) Monosodium Citrate (ii) Disodium Citrate Trisodium Citrate Цитраты натрия: (i) цитрат натрия однозамещенный, (ii)цитрат натрия двузамещенный, (iii) цитрат натрия трехзамещенный **5986413198**

E-332 Potassium Citrates (i) Monopotassium Citrate (ii) Dipotassium Citrate (iii) Tripotassium Citrate Цитраты калия: (i) цитрат калия одно-замещенный, (ii)цитрат калия двузамещенный, (iii) цитрат калия трех-замещенный **5195148194**

E-333 Calcium Citrates (i) Monocalcium Citrate (ii) Dicalcium Citrate (iii) Tricalcium Citrate Цитраты кальция: однозамещенный цитрат кальция, двузамещенный цитрат кальция, трехзамещенный цитрат кальция **3184915196**

E-334 Tartaric Acid (L(+)-) Винная кислота ((L+)-) **5986417199**

E-335 Sodium Tartrates (i) Monosodium Tartrate (ii) Disodium Tartrate Тартраты натрия: тартрат натрия однозамещенный, тартрат натрия двузамещенный **9845168481**

E-336 Potassium Tartrates (i) Monopotassium Tartrate (ii) Dipotassium Tartrate Тартраты калия: тартрат калия однозамещенный, тартрат калия двузамещенный **5148913148**

E-337 Sodium potassium tartrate Тартрат калия-натрия **3186478984**

E-338 Phosphoric Acid Ортофосфорная кислота **3171495484**

E-339 Sodium Ortophosphates (i) Monosodium Ortophosphate (ii) Disodium Ortophosphate (iii) Trisodium Ortophosphate Ортофосфаты натрия: ортофосфат натрия однозамещенный, ортофосфат натрия, ор-тофосфат натрия **5497148197**

E-340 Potassium Ortophosphates (i) Monopotassium Ortophosphate (ii)

Dipotassium Ortophosphate (iii) Tripotassium Ortophosphate Ортофосфаты калия: ортофосфат калия, однозамещенный, ортофосфат калия двузамещенный, ортофосфат калия **7148543198**

E-341 Calcium Phosphates (i) Monocalcium Ortophosphate (ii) Dicalcium Ortophosphate (iii) Tricalcium Ortophosphate Ортофосфаты кальция: ортофосфат кальция однозамещенный, ортофосфат кальция двузамещенный, ортофосфат кальция **3148543175**

E-342 Ammonium Phosphates (i) Monoammonium Ortophosphate (ii) Diammonium Ortophosphate Ортофосфаты аммония: ортофосфат аммония однозамещенный, ортофосфат аммония двузамещенный **5785417141**

E-353 Metatartaric Acid Мета-винная кислота **9143172196**

E-354 Calcium Tartrate Тартрат кальция **3186479191**

E-363 Succinic Acid Янтарная кислота **5478943198**

E-380 Ammonium Citrates Цитраты аммония (аммонийнные соли лимоннной кислоты) **4897183194**

E-383 Calcium Glycerophosphate Глицерофосфат кальция **5143172184**

E-385 Calcium Disodium Ethylene Diamine Tetra-acetate (Calcium Disodium EDTA) Кальций динатриевая соль этилендиаминтриуксусной кислоты (CaNa2 ЭДТА) **6487912194**

E-386 Disodium Ethylene Diamine Tetra-acetate Этилендиаминтетраацетат динатрий **7492172198**

E-391 Phytic Acid Фитиновая кислота **4975196197**

E-400 Alginic Acid Альгиновая кислота **4987142198**

E-401 Sodium Alginate Альгинат натрия **5142193197**

E-402 Potassium Alginate Альгинат калия **3148155194**

E-404 Calcium Alginate Альгинат кальция **5173183164**

E-405 Propan-1,2-diol alginate Пропан-1,2-диол альгинат **4987143194**

E-406 Agar Агар **5472184987**

E-407 Carrageenan and its Salts Каррагинан и его соли **5143163198**

E-407a # Processed Eucheuma Seaweed – Переработанные морские водоросли Eucheuma (прим. – эта добавка была внесена поправкой в декабре 1996 года) **3148913168**

E-410 Carob Bean Gum Камедь рожкового дерева **5485983194**

E-411 Oat Gum Овсяная камедь **5497173194**

E-412 Guar Gum Гуаровая камедь **5493183147**

E-413 Tragacanth Трагакаит **6145172184**

E-414 Acacia Gum (Gum Arabic) Гуммиарабик **5486412187**

E-415 Xanthan Gum Ксантановая камедь **5496173198**

E-416 Karaya Gum Карайи камедь **4985712174**

E-417 Tara Gum Тары камедь **5493172194**

E-420 Sorbitol (i) Sorbitol (ii) Sorbitol Syrup Сорбит, сорбитовый сироп **2983142178**

E-421 Mannitol Маннит **2146172198**

E-422 Glycerol Глицерин **3194254789**

E-425# Konjac (i) Konjac Gum (ii) Konjac Glucomannane [Note – this additive is under discussion and may be included in a future amendment to the Directive on miscellaneous additives] Коньяк смола, коньяк глюкоманнан **7214985194**

E-445 Glycerol Esters of Wood rosins Эфиры глицерина и смоляных кислот **5185413194**

E-450 Diphosphates (I) Disodium Diphosphate (ii) Trisodium Diphosphate(iii) Tetrasodium Diphosphate (iv) Dipotassium Diphosphate (v) Tetrapotassium Diphosphate (vi) Dicalcium Diphosphate (vii) Calcium Dihydrogen diphosphate Пирофосфаты: двузамещенный пирофосфат натрия, трехзамещенный пирофосфат натрия, тетранатрийпирофосфат, двузамещенный пирофосфат калия, тетракалийдифосфат, дикальцийпирофосфат, кальцийдигидропирофосфат **3168199141**

E-451 Triphosphates (I) Pentasodium Triphosphate (ii) Pentapotassium Triphosphate Трифосфаты: трифосфат натрия 5-замещенный, трифосфат калия 5-замещенный **2945183194**

E-452 Polyphosphates (I) Sodium Polyphosphates (ii) Potassium Polyphosphates (iii) Sodium Calcium Polyphosphate (iv) Calcium Polyphophates Полифосфаты: полифосфат натрия, полифосфат калия, полифосфат натрия-кальция, полифосфат кальция **2148594198**

E-459# Beta-cyclodextrine [Note – this additive is under discussion and may be included in a future amendment to the Directive on miscellaneous additives циклодекстрин **2148014986**

E-460 Cellulose (I) Microcrystalline Cellulose (ii) Powdered Cellulose Целлюлоза: микрокристаллическая целлюлоза, целлюлоза в порошке **2496483187**

E-461 Methyl Cellulose Метилцеллюлоза – **5916487980**

E-464 Hydroxypropyl Methyl Cellulose Гидроксипропил метилцеллюлоза -**5986417890**

E-466 Carboxy Methyl Cellulose, Sodium Carboxy Methyl Cellulose Карбоксиметил-целлюлоза, натрий карбоксиметил целлюлоза-**3910689124**

E-468# Crosslinked Sodium Carboxymethyl Cellulose [Note – this additive is under discussion and may be included in a future amendment to the Directive on miscellaneous additives] Карбоксиметилцеллюлозы натриевая соль трехмерная-**5287143191**

E-469# Enzymically Hydrolysed Carboxymethylcellulose [Note – this additive is under discussion and may be included in a future amendment to the Directive on miscellaneous additives] Гидролизуемая под действием ферментнов карбоксиметилцеллюлоза - **5194810198**

E-470a# Sodium, Potassium and Calcium Salts of Fatty Acids Натриевые, калиевые и кальциевые соли жирных кислот-**4890641230**

E-470b# Magnesium Salts of Fatty Acids Магниевые соли жирных кислот-**3194812181**

E-471 Mono- and Diglycerides of Fatty Acids Моно- и диглицериды жирных кислот-**71939864871**

E-472a Acetic Acid Esters of Mono- and Diglycerides of Fatty Acids Эфиры моно- и диглицеридов уксусной и жирных кислот-**6487143191**

E-472b Lactic Acid Esters of Mono- and Diglycerides of Fatty Acids Эфиры моно- и диглицеридов молочной и жирных кислот-**5190612196**

E-472c Citric acid Esters of Mono- and Diglycerides of Fatty Acids Эфиры моно- и диглицеридов лимонной и жирных кислот-**8094912194**

E-472d Tartaric Acid Esters of Mono- and Diglycerides of Fatty Acids Эфиры моно-и диглицеридов винной и жирных кислот-**3910647891**

E-472e Diacetyltartaric and Fatty Acid Esters of Glycerol Эфиры глицерина, диацетилвинной и жирных кислот-**5190648980**

E- 472f Mixed Tartaric, Acetic and Fatty Acids Esters of Glycerol Смешанные эфиры глицерина, винной, уксусной и жирных кислот-**0694512197**

E-472g Succinylated Monoglycerides Сукцинилированные моноглицериды- **39874121948**

E-473 Sucrose Esters of Fatty Acids Эфиры сахарозы и жирных кислот- **6980612195**

E-475 Polyglycerol Esters of Fatty Acids Эфиры полиглицеридов и жирных кислот-of Fatty Acids Термически окисленное соевое и бобовое масло с моно- и диглицердами жирных кислот **3980689173**

E-481 S Stearoyl-2-lactylate Стеароил-2-лактилат натрия **1984748914**

E-500 Sodium Carbonates (I) Sodium Carbonate (ii) Sodium Hydrogen Carbonate (iii) Sodium Sesquicarbonate Карбонаты натрия: карбонат натрия, гидрокарбонат натрия, секвикарбонат натрия **8986487198**

E-501 Potassium Carbonates (I) Potassium Carbonate (ii) Potassium Hydrogen Carbonate Карбонаты калия: карбонат калия, гидрокарбонат калия **3915487941**

E-503 Ammonium Carbonates (I) Ammonium Carbonate (ii) Ammonium Hydrogen Carbonate Карбонаты аммония: карбонат аммония, гидрокарбонат аммония **2986497184**

E-504 Magnesium Carbonates (I) Magnesium Carbonate (ii) Magnesium Hydroxide Carbonate (syn. Magnesium Hydrogen carbonate) Карбонаты магния: карбонат магния, гидроксикарбонат магния, гидроксикарбонат магния **5943971948**

E-508 Potassium Chloride Хлорид калия **5964975981**

E-509 Calcium Chloride Хлорид кальция **4974618917**

E-511 Magnesium Chloride Хлорид магния **4918975941**

E-513 Sulphuric Acid Серная кислота **6417988941**

E-514 Sodium Sulphates (i) Sodium Sulphate (ii) Sodium Hydrogen Sulphate Сульфаты натрия: сульфат натрия, гидросульфат натрия **2196472849**

E-515 Potassium Sulphates (i) Potassium Sulphate (ii)Potassium Hydrogen Sulphate Сульфаты калия: сульфат калия, гидросульфат калия **6497485138**

E-516 Calcium Sulphate Сульфат кальция **3194985168**

E-517 Ammonium Sulphate Сульфат аммония **3945948947**

E-524 Sodium Hydroxide Гидроксид натрия **3619498178**

E-525 Potassium Hydroxide Гидроксид калия **6497593194**

E-526 Calcium Hydroxide Гидроксид кальция **8943198978**

E-527 Ammonium Hydroxide Гидроксид аммония **3975496497**

E-528 Magnesium Hydroxide Гидроксид магния **5483916487**

E-529 Calcium Oxide Оксид кальция **3647198989**

E-530 Magnesium Oxide Оксид магния **5896412919**

E-536 Potassium Ferrocyanide Ферроцианид калия (i) кислотный, (ii) основный основа его фосфат кальция 3-х основный **6497980174**

E-551 Silicon Dioxide Диоксид кремния **5943969784**

E-553a (i) Magnesium Silicate (ii) Magnesium Trisilicate (i) Силикат магния, (ii) трисиликат магния **3946975197**

E-553b Talc Тальк **5946975984**

E-558 Bentonite Бентонит (широко применяется в «косметике» Мертвого моря и как охлаждающая жижа в бурении скважин) **5493148941**

E-570 Fatty Acids Жирные кислоты **6497485497**

E-575 Glucono-delta-lactone Глюконо-дельта-лактон **5484985971**

E-578 Calcium Gluconate Глюконат кальция **5496418917**

E-585 Ferrous Lactate Лактат железа **2987497988**

E-620 Glutamic Acid Глутаминовая кислота **5943218947**

E-621 Monosodium Glutamate Глутамат натрия однозамещенный **5843162178**

E-626 Guanylic Acid Гуаниловая кислота **5487912194**

E-627 Disodium Guanylate Гуанилат натрия двузамещенный **5318943148**

E-630 Inosinic Acid Инозиновая кислота **5314842148**

E-631 Disodium Inosinate Инозинат натрия двузамещенный **2493165981**

E700-E800 – запасные индексы для другой возможной информации; **49831731949**

E-900 Dimethyl Polysiloxane Диметилполисилоксан **3194985196174**

E-901 Beeswax, White and Yellow Пчелиный воск, белый и желтый **5193148196**

E-902 Candelilla Wax Воск свечной **3184975198**

E-903 Carnauba Wax Воск карнаубский **5945871986**

E-904 Shellac Шеллак **8961945147**

E-905a Mineral Oil, Food Grade Вазелиновое масло "пищевое" **3986917981**

E-905b Petrolatum (Petroleum Jelly) Вазелин **8943163181**

E-905c Petroleum Wax Парафин **3986472194**

E-912# Montanic Acid Esters Эфиры монтаниновой кислоты **3148945148**

E-914# Oxidized Polyethylene Wax Окисленный полиэтиленовый воск **6485939784**

E-920 L-Cysteine L-цистеин **6821493194**

E-927b Carbamide Карбамид **5148913194**

E-928 Benzoyl Peroxide Пероксид бензоила **31849161987**

E-930 Calcium Peroxide Пероксид кальция **5496172194**

E-938# Argon Аргон **5843918486**

E-939# Helium Гелий **5146172198**

E-940 Dichlorodifluoromethane Дихлордифторметан, хладон-12 **- 5986472947**

E-941 Nitrogen Азот **3148948954**

E-948# Oxygen Кислород **5485916497**

E-950 Acesulfame Potassium Ацесульфам калия **6497815944**

E-952 Cyclamic Acid and its Na and Ca Salts Цикламовая кислота и ее натриевые, калиевые и кальциевые соли **6987965489**

E-953 Isomaltitol Изомальтит **6495419487**

E-954 Saccharin and its Na, K and Ca Salts Сахарин и его натриевые, калиевые и кальциевые соли **5648914987**

E-958 Glycyrrhizin Глицирризин **6497148946**

E-965 Maltitol (i) Maltitol (ii) Maltitol Syrup Мальтит, мальтитный сироп **4954718914**

E-966 Lactitol Лактит **4986417481**

E-967 Xylitol Ксилит (заменитель сахара для диабетиков, более никакой целительной или пищевой ценностью не обладает) **3145484194**

E-999 Quillaia extract Экстракт Квиллайи **8943168981**

E-1101 Proteases (i) Protease (ii) Papain (iii) Bromelain (iv) Ficin Протеазы: (i) протеаза (ii) папаин (iii) бромелайн (iv) фицин **3148915196**

E-1102 Glucose Oxidase Глюкозооксидаза **3198493196**

E-1103 Invertases Инвертазы **3148513168**

E-1104 Lipases Липазы **5183174986**

E-1200 Polydextrose Полидекстроза **3185148141**

E-1201 Polyvinylpyrrolidone Поливинилпирролидон **5983143180**

E-1202 Polyvinylpolypyrrolidone Поливинилполипирролидон **3185464987**

E-1404# Oxidized Starch Окисленный крахмал **5486413196**

E-1410# Monostarch Phosphate Монокрахмалфосфат **5894713194**

E-1412# Distarch Phosphate Дикрахмалфосфат **6897128194**

E-1413# Phosphated Distarch Phosphate Фосфатированный дикрахмалфосфат **3196818497**

E-1414# Acetylated Distarch Phosphate Ацетилированный дикрахмалфосфат **89413721964**

E-1420# Acetylated Starch Ацетилированный крахмал **5197163184**

E-1422# Acetylated Distarch Adipate Ацетилдикрахмаладипат **89489751982**

E-1440# Hydroxy propyl Starch Гидроксипропилкрахмал **54964191481**

E-1442# Hydroxy propyl Distarch Phosphate Гидроксипропилдикрахмалфосфат **3196472184**

E-1450# Starch Sodium Octenyl Succinate Крахмалнатрийоктенилсукцинат **49864149871**

E-1451# Acetylated Oxidised Starch [Note: this additive is under discussion and may be included in a future amendment to the Directive on miscellaneous additives] Ацетилированный окисленный крахмал **64871781949**

E-1505 Triethyl Citrate Триэтилцитрат **41931749861**

E-1518 Glyceryl Triacetate (triacetin) Глицерил триацетат (триацетин) **3164197194**

E-1520 Propylene Glycol Пропиленгликоль **5986413194**

Так же можно проводить управление концентрациями на числах по заменителям сахара это:

– подсластители – 4195134198

– заменители – 3194893164

СИНТЕТИЧЕСКИЕ ПОДСЛАСТИТЕЛИ: 4987145198

Надо иметь в виду, что синтетические подсластители не представляют пищевой ценности, и производители обязаны указывать это на упаковках.

Заменители сахара:

1. Сорбит (Е-420, шестиатомный спирт). Содержится в морских водорослях, плодах рябины, сливы, яблони. Применяется в производстве аскорбиновой кислоты, в косметике. **4986149148**

2. Ксилит (Е-967, пятиатомный спирт). Производят из натурального сырья, например, из древесины. Обладает желчегонным и послабляющим действием. **3148945197**

Управление по витаминам.

Учитывая, что витамины входят в состав питания, необходимо нормировать количество витаминов в организме. Так как витамины имеют разнообразное распределение в разных продуктах, то управление по витаминам – дополнительный фактор для того, чтобы в стратегии вечного развития нормировать различные элементы, которые поступают в разных, часто не контролируемых пропорциях.

Само слово витамин составлено из двух слов – это «вита», то есть жизнь, и «амин». Слово «амин» указывает, что в состав витаминов входит аминогруппа, содержащая атом азота. Исходя из первичного уровня управления, нужно проработать информацию слова, то есть слово вита – жизнь распространить на бесконечное развитие к любым микроэлементам, и на примере управления по витамину А можно сделать следующее: рассмотреть структуру витамина А, находящегося от человека примерно на расстоянии шести метров от физического тела. Там воспринять духовным зрением светящийся элемент в виде маленькой сферы диаметром два сантиметра и воспринять лучи, идущие в сторону к человеку и от человека. Элементом управления является совмещение этих лучей в один, идущий к человеку. Таким образом происходит нормирование витамина А в организме при управлении с целью вечной жизни и вечного развития. В системе воскрешения витамин А имеет немаловажный фактор в плане управления по пути воскрешённого. Управление по витамину А таким образом определено, что воскрешённый воспринимает себя, как идущего по некоторому основанию, которое стыкуется с физической реальностью. Этот фактор означает обязательный выход воскрешённого в физическую реальность.

Численная концентрация по витамину А следующая:

Витамин А 1949753189148174

Для достижения неумирания концентрация числовая по витамину А следующая: 918617

Витамин Е.

В направлении вечной жизни и вечного развития технология управления на восприятии следующая: человек воспринимает структуру витамина Е, как некие сферы, разбросанные вокруг физического тела человека, и старается рассмотреть, как витамин Е воспринимается, например, растением. При этом он видит, что восприятие другого объекта информации – это есть стыковка с этой сферой в виде каких-то похожих на дуновение ветра элементов. Сферы начинают перекатываться, и в динамике воспринимается витамин Е, который на уровне установленных данных объективно служит фактором размножения. Сделанное таким образом предварительное управление по восприятию и добавление следующего цифрового ряда позволяет управлять в направлении вечной жизни, вечного развития. Числовой ряд следующий **919718514319648191.**

Витамин В1

Управление по витамину В1, когда рассматривается элемент восприятия через числовые ряды, строится следующим образом: воспринимаются области информации, составляющие витамин В1, как жёсткая система пересекающихся стержней, находящихся на некотором удалении от человека. Своеобразная система, похожая на кристаллическую структуру вещества. Далее проводится духовным действием по этой структуре управление в направлении рёбер данной жёсткой структуры, и на верхушке, где она может выглядеть, например, конусообразно, рассматривают светящие сферы. Эти сферы при восприятии душой реагируют на внешнюю информацию таким образом, что серебристый свет переходит в золотистый. В момент этого перехода из серебристого света в золотистый выявляется импульс в виде света светлых цветов, на котором воспринимается следующий ряд: **494891398649718 4.**

При технологиях воскрешения информация витамина В1 является информацией, строящей физическое тело в направлении костной ткани и мышечной системы.

Витамин В12

Управление по витамину В12 в область не умирания строится следующим образом: сначала воспринимается душой или духовным зрением следующий числовой ряд: **94971849864**. Далее воспринимается светлая сфера между числами и следующие числа **314891398647**. Эти числа как бы окутывают сферу по её поверхности с внешней стороны.

Когда это восприятие совершено, тогда реализуется принцип неумирания, который состоит в том, что неумирание мгновенно и одновременно распространяется на все ткани организма и на внешние события. Переход во внешние события, он такой, что витамин B12 определяется в структуре внешней системы и в продуктах. Это хороший диагностический принцип, по которому вы можете выявлять качественность или некачественность продуктов, используя элемент управления – числовой ряд, который есть в витамине B12. При развитии технологий вечной жизни важно в некоторых случаях каким-то образом увеличивать или дозировать, или нормировать наличие витамина B12 в продуктах. И поэтому перед тем, как употреблять продукт, насыщенный витамином B12, или вообще продукты, где возникает этот вопрос по наличию или отсутствию данного витамина, можно нормировать сам продукт этим рядом, только лишь представив возле продукта или просто мысленно продиктовав цифровой ряд, соответствующий этому витамину.

Витамин B2

В структуре развития вечной жизни витамин B2 имеет принципиальное значение, так как он участвует в процессах синтеза гемоглобина, кроветворения. Важно воспринять его присутствие во всех участках тела и при этом рассматривать организм как автономную систему, которая сама определяет ход внешних событий. В этом случае используется такой числовой ряд: **49785149864971981489 14871**.

В структуре вечного развития, когда воскрешение является гарантом вечной жизни, таким, что все ушедшие воскрешаются и при этом живущие не умирают, витамин В12 имеет в сочетании с витамином В2 ориентирующее значение, связанное с тем, что в витамине В2 реализуется принцип передачи информации кроветворения по признаку сходности системы. Когда работа организма воскрешаемого переходит из духовной сферы в сферу биологических процессов, то важно насыщение витамином В2 продуктов, которые содержат этот витамин в той или иной степени. Получается, что насыщение витамином до нормирования приводит к налаживанию кроветворения в организме воскрешаемого. Переход на принцип биологического функционирования от духовного совершается более оптимально и быстро при управлении по витамину В2. Духовное состояние по задаче вечной жизни должно достигнуть такой силы, что любая информация, в том числе создаваемая духовным действием, может являться основанием для создания физического тела духом, формирующим жизнь.

Витамин В6

Он необходим, как известно, для усвоения белков, жиров. Способствует также образованию красных кровяных телец и регулирует состояние нервной системы. Был первично получен в кристаллической форме. Необходимо рассмотреть в этой системе, исходя из данных в коллективном сознании, следующую систему управления: от жёстких кристаллических систем осуществить переход в сознании к динамическому уровню физического плана. В системе вечного развития жизнь сама по себе – она развивается от внешних жёстких форм каких-либо планет, пространств и так далее. В связи с этим для того, чтобы жизнь была вечной, необходимо взаимодействие с жёсткими формами информации и физической реальности. Для этого используется следующий числовой ряд: **4975_19121489731864978l**. В данном случае информация пробела может иметь структуру жёсткой формы, которая не затрагивает жизнь организма в отрицательной фазе. Сам пробел можно рассматривать как элемент постоянного вечного уровня взаимодействия живых организмов с жёсткими проявлениями пространства и времени. С помощью этого ряда можно предотвратить старение.

Витамин Д

По витамину Д необходимо учитывать, что управление, применяемое в любых системах по другим витаминам, может быть более аккумулировано и сосредоточено в плане цели управления, если использовать структуру витамина Д как систему управления, направленную на систематизацию управляющих систем через витамины.

Таким образом, здесь важно – само управление рассредоточить на три ряда. Первый – это системный уровень объединения витаминов в плане цели вечного развития, второй уровень – это передача знаний, опыта информационного плана от организма во внешнюю среду, и третье – это достижение обязательного уровня вечной жизни путём взаимодействия с внешними системами нежёсткого типа – со светом и так далее.

Значит по первому уровню цифровой ряд: **19431754964851491**, по второму уровню: **31649489451721**, по третьему уровню цифровой ряд: **2414987**.

Витамин В3

Управление по данному витамину в направлении вечного развития определено следующим числовым рядом: **914216514971851491_814**.

Витамин В5

По установленным данным он играет важную роль в обмене веществ, оказывает нормализующее влияние на нервную систему, на функцию надпочечников и щитовидной железы. В данном случае, используя данные фазы определённых систем в коллективном сознании, можно использовать управление в плане нормализации работы внутренних органов, вообще всего организма. При этом можно выделить конкретные линии управления, которые в дальнейшем можно использовать при управлении через любой витамин и через любую вообще систему питания, через любую систему представления. Когда вы представляете норму организма, например, через светящуюся сферу, находящуюся от вас на расстоянии двадцати метров, то этот принцип можно получить вот из того принципа, который сейчас будет определён в управлении через витамин В5.

Таким образом, при управлении по обмену веществ необходимо рассматривать числовой ряд, который переходит в световые потоки. Числовой ряд следующий: **519491**, и единица выходит в бесконечный световой луч вверх по вертикали по отношению к восприятию, далее ряд продолжается **497514**, и четвёрка излучает рассеянное серебристо-светлое освещение на уровне скрытого восприятия, которое пересекается с лучом, идущим в бесконечном уровне вверх, и так далее. Далее могут возникать числа – пять, шесть или семь, и при этом перебор чисел зависит от точки восприятия. Если вы сместите ракурс восприятия, например, налево от грудной клетки и там за основу восприятия возьмёте точку, находящуюся в районе левого плеча, то будет число шесть и семь. А если в район правого, то будет это число пять и шесть. Здесь важно будет видеть, что обменные процессы, они так же реагируют в зависимости от того, что происходит в плане поступления в организм на уровне информации. Нормализация обменных процессов в зависимости от поступления также сводится к тому, чтобы поступающий продукт нормировался. Следовательно, какая-либо информация может быть нормирована в том виде, в котором она должна быть принята. Это можно получить на уровне витамина B5, в том числе уже в данном моменте развития управления через мышление в виде жёсткого фиксированного числового ряда. Ряд следующий, ряд, который нормирует поступающую информацию ещё до её восприятия: **498718319641**.

Далее можно производить управление по нормализации нервной системы человека. Само понятие нормы нервной системы в области вечного развития – это реагирующая на внешнюю и внутреннюю среду организма составляющая, формирующая вечное развитие. Если даже достаточно ситуационно рассмотреть обширный уровень реакции нервной системы, то в управлении надо обязательно выявить стандартную норму. При различных событиях, происходящих в окружающей среде, мы имеем для управления среднестатистическую диагностическую функцию нервной системы, которая приемлема всем и выполняет все функции. То есть нервная система средне-нормированная – то, что, вообще говоря, есть у каждого в обычном спокойном состоянии, она практически должна выполнять на уровне сигнальных и управляющих параметров все функции по обеспечению вечной жизни.

В этом случае через витамин B5, то есть через материальную субстанцию, можно использовать числовой ряд, который как бы вживляется в эту субстанцию. То есть вы мысленно представляете в структуре вещества витамина, в жёсткой системе цифровой ряд. Расположить его можно, например, между кристаллическими системами вещества, в межмолекулярном уровне можно цифры тоже располагать. Вы рассматриваете на управлении этот уровень и располагаете там в виде светящихся сфер в промежутках следующие цифровые ряды: первый ряд – **491397549641**, и второй ряд – **594849871978**. Хотя это два различных ряда, тем не менее, нужно воспринимать, что действие идёт, как от единого ряда. Сознание в вечном развитии должно быть развито до уровня, когда воспринимается и совершается то, что дано в созидательной цели. Такое развитие сознания можно получать в пересечениях различных информационных областей с одновременным выделением нужной для сознания области.

Здесь закладывается новая функция рядов, состоящая в том, что многие ряды, хотя они разные, обеспечивают однотипное влияние на какой-то орган, на какую-то систему. Вот переход на другие системы может проходить через функции надпочечников, щитовидной железы. И здесь можно рассмотреть следующий ряд, который определяет именно переход управления на все функции, на все ткани организма, на всю материю организма и при этом одновременно нормирует функцию надпочечников и щитовидной железы: **317498519361**.

В результате управления по витамину В5 можно рассмотреть ряд, который регулирует не только внутри системы какой-либо параметр в норму, но и одновременно регулирует наряду с этой системой всё окружающее, всё, что связывает данную систему в системе общих связей, и так далее. Этот ряд следующий – **591648949718317**. Дальнейший принцип регулирования нормы, когда импульс, идущий из управления, нормирует саму систему и всё окружающее, он достаточно часто может быть использован в плане рассмотрения элементов общего управления.

Создатель действует создавая как частное, так и общее. В связи с этим то, что создаётся в виде некоего множества, а подмножество тоже при этом регулируется, – это важный элемент внешнего управления, когда любая структура является как бы абсолютно закреплённой в системе вечного развития. Это важный компонент развития сознания в плане технологий вечного развития, и он может вполне применяться для каких-то сверхбыстрых решений. К примеру, вы покупаете какой-либо продукт в магазине, например булочку с начинкой внутри. При этом вы можете сферу абсолютной нормы ввести мысленно внутрь булочки, не переводя на структуру цифровую. Вы можете воспринять, что эта сфера и есть абсолютная жёсткость вечного развития в мире всеобщих связей. Тогда эта булочка приобретает свойства, уже направленные на формирование и обеспечение вам вечной жизни в вашем вечном развитии.

Витамин В9

По установленным данным он участвует в обмене и синтезе аминокислот, нуклеиновых кислот, стимулирует кроветворную функцию, работу головного мозга и положительно влияет на работу кишечника.

В данном случае, так как он к тому же близок к витамину В12, можно учитывать следующую взаимосвязь вот в плане управления: близкие по своему действию вещества, витамины могут взаимодействовать и на уровне информации как наиболее близкие системы сопоставимого действия. Учитывая, что в данном случае речь идёт в том числе и о синтезе аминокислот, нуклеиновых кислот, то можно рассматривать следствие, направленное на формирование каких-либо продуктов, необходимых для организма. Это важная составляющая в управлении вечного развития, когда многие процессы вы можете регулировать самостоятельно, где дух управляет развитием материальных систем. При этом вы можете, таким образом, научившись видеть какие-то варианты того же синтеза аминокислот или нуклеиновых кислот, на духовной основе прорабатывать и заменять управление духовным уровнем. Тогда получается сверхмощное, не зависящее от внешних обстоятельств управление, когда у вас всегда будет норма событий. И это является достаточно серьёзным моментом по вечному развитию организма, потому что тогда, когда дух может управлять самостоятельно, а не посредством, например, витамина B9, тогда вы получаете, естественно, дополнительную резервную систему по вечному развитию.

Выявляя близость вещества к витамину B12, мы можем рассмотреть, что соседствующие системы также могут управляться на духовной основе. То есть достаточно управлять, например, синтезом аминокислот, чтобы, например, держать в полном здоровье любой орган организма. И вот этот унифицированный импульс, он может быть перемещён из уровня как сопоставления, например два уровня управления – витамин B9, B12, так и из уровня некоего тренинга по внутреннему наблюдению, как происходит синтез.

Можно изучить фактор, установленный в коллективном сознании, о том, что происходит стимуляция воздействия на кроветворную функцию головного мозга. Рассматривая мозг как управляющую систему в определённых системах вечного развития, мы вполне можем по обратному уровню, то есть исходя из сигнала, полученного мозгом, и уровню питательных веществ выйти на первичную организацию мира по действию данного витамина и уже через головной мозг в своём мышлении составить схему управления. Здесь очень важный принцип высматривается в том, что можно управлять не только непосредственно напрямую, исходя из цели управления, но и можно управлять из конечной точки управления. Когда сам принцип управления, само слагаемое управления, сам способ организовывается путём решения обратной задачи. Конечный мы импульс знаем и уже от него рассматриваем, как всё складывается. Затем замыкаем светооптическое восприятие управления на первичный импульс. Таким образом, мы можем всегда подконтрольно расшифровать все промежуточные системы, чтобы у нас духовное действие, действие души могло управлять физической материей.

Учитывая, что витамин В9 влияет положительно на работу кишечника, можно вполне связать здесь с взаимодействием продуктов, которые поступают в организм, и рассматривать, каким образом данные продукты, вообще говоря, поступили в ваш организм, и ставить управление на бесконечное будущее, исходя даже из внешних продуктов, которые когда-либо поступали в организм и, вообще говоря, могут поступать, или вы их синтезируете путём действия своего сознания. Цифровой ряд следующий – **498316898519649 71**.

В технологиях вечного развития важно, чтобы продукты питания, которые наиболее полезные, наиболее активно способствуют обеспечению вечной жизни человека и всего человечества в целом, были структурно взаимосвязаны и определены какими-то достаточно конкретными категориями и достаточно определёнными системами, понятными для всех.

Поэтому в данном случае можно рассмотреть очень серьёзный элемент вечного развития, связанный с тем, что через систему витаминов можно структурировать различные группы продуктов в структурах, находящихся под витаминами. По каждому витамину есть группа продуктов, которая в той или иной степени должна поступать в организм. Можно делать и наоборот – группа продуктов формирует витамин. Следовательно, сама концентрация продуктов, которые наиболее полезны для вечного развития, она совершено чётко здесь вырисовывается в плане обнаружения внутренних взаимосвязей по структурам вечной жизни, вечного развития. Создатель дал те продукты, которые могут организовать вечное развитие, и, следовательно, в них можно рассмотреть такие связи и постараться их регулировать в зависимости от личного опыта. Выбирая какую-либо пищу где-либо, вы вполне можете сразу ставить эту задачу и стараться внутренним мышлением рассмотреть, каким образом, значит, вы можете выбрать тот или иной продукт. Вот этот термин «внутренним мышлением» – он распространим на тот момент, что вы начинаете выводить мысль как бы внутрь продуктов или внутрь системы информации, которая предлагается, и уже оттуда брать на свою более близкую к вам мысль какую-то информацию.

Это действие напоминает следующее, если вы трогаете какой-то продукт пальцем, то вы получаете какие-то тактильные ощущения на палец, можете определить его плотность, температуру и так далее. Здесь в данном случае речь идёт о том, что вы как бы выводите структуру своего сознания прямо в физическую реальность данного продукта и уже оттуда получаете своеобразный отклик на основную систему сознания, которая, например, ближе к головному мозгу и ближе к физическому телу. Сознание начинает участвовать в системе продукт – человек уже в более конкретном уровне в виде элемента, подконтрольного в плане нахождения вокруг физического тела. В данном действии важным элементом является то, что посредством сознания можно влиять на продукты, менять их структурную систему, направлять в систему вечного развития. Ведь известны факты прямого влияния путём мышления на вещество. Данные факты существуют в виде доказанных экспериментов, например таких, как влияние на вещество, находящееся в вакууме, или влияние на фотоплёнку посредством засвечивания, которые относятся к элементам управления физическими веществами за счёт мозговой активности. Область нахождения информации, соответствующей этим фактам в коллективном сознании, можно использовать для прямого влияния на вещество продуктов с целью нормирования состава продуктов для обеспечения вечного развития. Вы можете выбирать тот или иной числовой ряд, и у вас будет, получается, соответствующее ряду нормирование.

В целом по витамину B9 управление в сторону вечного развития и воскрешения всех ушедших, а также неумирания живущих ещё определено следующим цифровым рядом – **94931831749861**. Неумирание живущих в виде отдельного числового ряда – **59458931948_61**. Можно использовать различные числовые ряды по неумиранию живущих, то есть составлять из них системы из двух, трёх рядов по разным элементам и, таким образом, себе обеспечить события вечной жизни.

Витамин Е

Есть данные, что он стимулирует мышечную деятельность и функцию половых желёз. Если эти функции между собой каким-то образом постараться сопоставить, то можно увидеть, что в процессе вечного развития немаловажным является фактор, что любой элемент деятельности человека в вечном развитии, он важен и может являться системой для обеспечения вечного развития.

Используя вот такое предварительное пояснение, можно по витамину Е использовать следующий числовой ряд для обеспечения вечной жизни и вечного развития – **498713219498647**. В структуре насыщения информации воскрешаемого информацией витамина Е можно использовать подход, когда различные элементы и витамины в том числе могут быть введены в структуру воскрешаемого в виде информации, а дальше они уже приобретают законченные формы, замыкаются на уровне взаимодействия информации воскрешаемого с какой-либо внешней средой. И получается, что, исходя из этого, мы видим, что можно учитывать практически действия каких-то веществ на уровень любых процессов вечного развития.

И переходя уже от витаминов, переходя к более, значит, обширным элементам исследования внешнего мира, исследования внутреннего мира человека, мы можем получить, что взаимодействие управления с физической материей, то есть с определёнными веществами можно увеличивать посредством ряда **219497_319**. Здесь можно развиваться в направлении разрешения ситуаций, связанных с вопросом бесконечного развития и бесконечного пространства. Исходя из этого, концентрация по вечному развитию, вечной жизни человека в плане освоения всех пространств и использования, например, структуры веществ, в данном случае витамина Е, следующая – **519317949478**.

Данный тип концентрации, он формирует в сознании как сами задачи, так и их разрешение. Механизм осознанного построения задач, которые можно разрешить за счёт собственного сознания и которые однозначно обеспечивают вечную жизнь человека – это есть действие в том числе этого ряда с добавлением перед рядом цифр **294891**. Можно рассмотреть развитие как начало ряда от физического тела человека в противоположную сторону. Тогда практически всё внешнее пространство, вся внешняя информация впадает в пласт информации, похожий на веер. И вот в этом уровне, как в каждом из секторов веера, можно рассмотреть взаимодействие всех систем, которые есть, например: общество, организм, внешний мир. Из внутренних связей увидеть более глубокую связь, которая формируется во всём этом на уровне информации. Например, как связана социальная система с потребляемыми продуктами. Это система позволяет очень хорошо просвечивать сам организм с точки зрения поступающих в него веществ. И, кстати, является хорошим элементом для нормализации состояния посредством продуктов, коррекции событий в направлении вечного развития.

Вы рассматриваете в одном секторе восприятия систему развития общества, в другом наличие продуктов. Причём можно до геометрической области определять систему нахождения продуктов. Далее закладываете промежуток времени для потребления и рассматриваете, как в вашем организме они распространяются и ориентируют вас в сторону вечного развития. Так вы можете выбирать новые продукты и делать их сочетания в виде каких-то рецептов, которые направят вас в вечное развитие. Вы можете продвигаться в плане вечности, осознанно выбирая продукты потребления с помощью ряда **498641_01948**.

Выбирая, например, банан или помидор, или яблоко, или какой-либо другой продукт питания, вы можете увидеть, что сочетание, например, яблока и банана в определённой пропорции обеспечивает более высокий уровень управления в направлении вечного развития, чем, например, сочетание яблока и помидора в состоянии, когда вы хотите есть. Если вы сыты, то тогда, возможно, достаточно одного банана для того же самого действия или же одного яблока.

Поэтому здесь важно внутренне ощущать и созерцать систему управления, возникающую от потребления. На самом деле это достаточно часто ощущается человеком, когда употребление продуктов питания сопоставимо с тем, что рядом в плане информации происходит какой-то достаточно серьёзный интеллектуальный процесс. Когда вы эту информацию начинаете расшифровывать, то вы видите, что сам план построения организма в соответствии с доступом организма к продуктам питания – это очень серьёзный элемент развития мира, где сказано, что развивающийся организм в сторону вечности, он так же передаёт знания и определённую информацию всем внешним системам. При этом уровень продуктов, он сосредотачивается в конечном итоге в форме некоего уровня концентрированной информации.

Когда разные виды животных, обитающих на планете, разные

виды растений употребляют в качестве питания ту или иную пищу, возникает в конечном итоге некий один совершенно чётко сбалансированный уровень – источник некой энергии, который может быть потом универсальным источником вечного развития для всех систем. В данном случае, рассматривая вечное развитие как человека, так в дальнейшем и животных, растительного мира и так далее, можно с помощью ряда **2948168** управлять на создание единого уровня, универсального с точки зрения потребления в плане информации, когда ни один вид другой не уничтожает, при этом вечное развитие обеспечено каждому. Здесь рассматривается именно создание таких систем на уровне физической реальности, которые приводят к вечному развитию, и при этом данный уровень информации, данный источник своеобразной энергии, он всегда виден каждому, и каждый имеет к нему информационный доступ на уровне своего сознания.

Прежде всего, речь, конечно, идёт о формировании собственного сознания, но и в том числе и о формировании сознания, перераспределённого на другие системы с помощью ряда **3194819804**. Познание и понятие того, как это сознание перекладывается на другие системы, может быть определено за счёт внутреннего ощущения, внутреннего уровня оценки ситуации, которая возникает в потреблении какого-то продукта. То есть, например, если потребляется яблоко человеком или, например, собакой, то тогда получается, что на уровне потребления возникает сходность процессов обменных, сходность процессов восприятия. Здесь можно понять уровень восприятия, который происходит у собаки на уровне сопоставления. Общность восприятия такова, что можно стараться расшифровать, какие при этом знания нужны той же собаке для вечной жизни собаки, например, или кошки, или вообще какого-либо другого вида животных и растений. Цифровой ряд создания таких знаний следующий: **5986418**. Мысленное произнесение ряда **8941898** формирует знание у собаки о достижении ею вечной жизни и производит оздоровление собаки, если этот ряд представить на продуктах употребляемых собакой. Мысленное произнесение ряда **471918498** формирует знание у кошки о достижении ею вечной жизни и производит оздоровление кошки, если этот ряд представить на продуктах употребляемых кошкой.

Получается, что взаимодействие на уровне продуктов – это есть то, что объединяет видовые системы на уровне познания реальности в плане общего направления вечного развития. Такой немаловажный фактор желательно закладывать в систему управления в плане обобществления управляющего действия в отношении продуктов в направлении вечного развития. Вы можете увидеть в действиях животных, в растениях сопоставимые направления, проявленные по другим критериям, нежели, конечно, часто у человека, и при этом вы сможете более системно продвигаться в плане общей идеи вечного развития для всех.

В данном случае замена продуктов на духовное управление будет происходить с совмещением информации и времени повсеместно. При этом возникать могут вопросы, которые нужно разрешать на уровне идеологии, нравственной системы развития общества. При этом надо учитывать, что нужно исследование самого продукта с точки зрения реализации данной системы обобществление знаний в плане формирования систем вечного развития. Для этого можно распределить продукты по видам, типам и так далее. Например, продукты красного цвета обеспечивают более приближенный к телу уровень в познании вечного развития, белого – стратегически отдалённый уровень и так далее. Использование цветов в данном случае при данном уровне восприятия позволяет не только фиксировать, рассредоточивать, сосредотачивать систему управления, но и при этом позволяет двигаться таким образом, что вы можете продукты питания уже рассматривать в плане их дальнейших задач, возложенных на них в системе вечного развития, и рассматривать данные задачи уже в более глубокой концепции вечного развития для всех.

Взяв, например, такой продукт, как брынза из коровьего молока, мы можем представить форму информации, соответствующую этому продукту, и распространить действие этой формы на тот элемент сознания, который направлен на вечное развитие всех. Молоко, как продукт, из которого вырабатывается брынза, не является продуктом, из-за которого происходит прекращение жизнедеятельности. Мы можем воспринять брынзу в этом смысле как обобществлённый уровень в системе именно продуктов, где указываются типы продуктов, которые не наносят ущерб в плане разрушения там чего-либо.

На уровне восприятия можно рассмотреть эту информацию в виде неких плоскостей изогнутых, находящихся примерно на расстоянии пяти метров от вас. Первая плоскость – это то, что молоко, оно не ущемляет какие-то возможности или жизнь других, вторая – оно приносит пользу, и третья – его можно представить в виде, например, продукта переработки – брынзы. Представляя эти три пласта, вы их можете мысленно соединять, и в момент соединения возникает множество числовых рядов, которые в виде отдельных цифр могут формироваться в вашем сознании. Так вы можете, в принципе, рассматривать цифровые системы, возникающие от понимания направления развития, связанного с продуктами питания.

Перейдя уже на продукты следующие – например, «Йогурт натуральный полтора процента жирности», вы можете рассмотреть элементы связи, связанные с тем, почему именно в некоторых случаях нужно полтора процента жирности йогурта. Почему он наиболее употребим в данном случае или наиболее желателен в настоящее время кому-либо в потреблении, нежели пятипроцентной жирности. С чем связан элемент жирности, и для чего он варьируется. Либо это потребительская особенность, что данный йогурт наиболее широко расходится, тогда почему?

Анализируя на основании скорости расходимости продуктов, можно видеть, что наибольшее количество расходящихся продуктов, то есть наибольшее потребление продуктов происходит в том случае, когда в продукте есть данные о вечном развитии. Надо стараться находить в различных продуктах, даже в редких продуктах, – те концепции, которые направлены на формирование вечного развития на основе вашей мыслительной работы.

В связи с этим здесь необходимо учитывать множество факторов, определяющих взаимосвязи, например жирный, нежирный, например кефир. Перевод свойств одного продукта на другой можно осуществить концентрацией на числовом ряде **498641019**. Не жирный кефир от жирного отличается не только по процентному содержанию жира, но и по вкусовому восприятию, которое может дифференцировать элементы вечности в продукте. То есть именно уровень, заложенный в плане вечного развития, как тот или иной продукт может выводится в область обеспечения на вечного развития . Здесь можно перейти уже к тому, что можно управлять продуктом, то есть направлять его на формирование вечного развития, если он имеет ту или иную оформленную область в коллективном сознании. Например, для творога нежирного – это один тип управления, а для творога жирного – другой тип управления.

Далее, если рассмотреть молоко, то здесь наиболее обобществлённое управление. Ацидофильное молоко – это наиболее пролонгированная система управления, «Молоко сухое цельное» – более краткосрочная система управления. И таким образом, можно построить в сознании внутреннюю градацию управляющих систем. Например, если использовать сгущённое молоко – это вообще третий тип управления, характеризуемый повышенной плотностью и отнести управление тогда можно интенсивному управлению.

Простокваша – это тип управления в восприятии, который охватывает больше внешних систем информации по отношению к человеку. Можно распределить систему управления ещё так, что можно по продуктам смотреть, что управляемо с точки зрения того или иного продукта. Например, ряженка – это больше управление процессами внутренними в организме и так далее.

Можно также по процентному соотношению делать какую-то внутреннюю классификацию, исходя из задач познания вечного развития. Например «Сливки десятипроцентные» – больше управление по нормированию деятельности сердечно-сосудистой системы и одновременно связи с внешними элементами, то есть управление отдалёнными событиями будущего, а «Сливки двадцатипроцентные» – это в основном опорно-двигательная система и управление больше процессами, относящимся к тактическим задачам.

Соответственно дальше, продолжая рассматривать продукты в системе вечного развития, можно посмотреть то же самое по отношению к процентам в содержании. Десятипроцентная сметана – это есть то, что с точки зрения задачи вечного развития соответствует действию рук, – например там, скульптор создаёт скульптуру, художник рисует, ученик в школе пишет и так далее. «Сметана двадцатипроцентная» соответствует структуре размышления над созданным. И таким образом, получается, что в рамках одного продукта в зависимости от сочетания каких-либо процентных содержимых, например жирности, можно от начального действия до его окончания увидеть, что происходит полностью в системе управления.

Получается, что по логике, если рассматривать продукт в виде определённых схем – разбиение на какие-то подструктуры, составляющие, даже на массу продукта, – можно увидеть, что в одном продукте, по сути, заложено в том числе и всё, что требуется от начального уровня развития до развития, когда будет познана система вечного развития. Каждый продукт есть источник вечного развития. Если такой принцип реализовывать, тогда можно рассматривать продукт в плане вечного развития, в плане применимости.

Если мы дальше перейдём уже к сыркам и массам, например, творожным, то здесь уже концентрация увеличивается, и получается, что концентрированная информация, она начинает действовать более обширно и в себе содержать как начало, так и следующее действие. Вот чем более плотный вариант управления, например, взять сыр российский, сыр голландский или сыр швейцарский, то в этих сырах, получается, что на уровне их внутренних связей концентрация управления будет выше. Следовательно, если рассматривать данную систему по уровню развития действия организма, то получается, что мы можем вполне увидеть, что меняя концентрации, мы можем соответственно менять и управляющую систему.

Таким образом, можно готовить рецепты, которые могут являться при применении управления рецептами для вечной жизни. При этом, исходя из употребления обычных даже блюд, можно путём варьирования небольшого количества соли там, перца, каких-либо специй, когда уже продукт готов, направлять питание в сторону вечной жизни и вечного развития.

При управлении в направлении вечной жизни и вечного развития с использованием данных по продуктам в отношении сыра «Пошехонский» можно рассмотреть словестную составляющую данного процесса. То есть, анализируя наименование сыра – «Пошехонский», можно учитывать определённую детализацию управления, относящуюся к использованию наименования. Можно использовать в этом случае с наименованием следующий процесс: в своём восприятии на расстоянии где-то около пяти метров можно представить светящуюся сферу небольшого размера, до двух – трёх сантиметров, с ярким свечением и вывести эту сферу на наименование продукта – «Пошехонский». Далее эта сфера начинает резко увеличиваться, указывая на основные контакты с глобальным уровнем информации. При этом из этих макрообластей информации вырисовывается история производства данного сыра. Исходя из исторических параметров, где речь идёт о свойствах продуктов, о реализации продукта и о целевых аспектах его производства, вы получаете управление с точки зрения связей с прошлыми событиями. При этом получается, что, когда вы начинаете информацию прошлого использовать для управления будущими бесконечными событиями, нужно использовать принцип сворачиваемости прошлых событий. Можно представить, что вся линия прошлых событий, как своеобразная ковровая дорожка, сворачивается, и вы её бесконечное количество раз вперёд разворачиваете.

Вся предыстория продукта, например в несколько сотен лет, выглядит в виде сферы информации или цилиндрической формы информации, которая перед вами начинает прокатываться вперёд с проявлением своих свойств. При этом к этим свойствам вы можете добавить параметры вечного развития. Чтобы добавить эти параметры в управление, необходимо сделать, во-первых, добавление в элементы прошлого, как бы своеобразно протестировать систему на текущее время. И в текущем времени появление светлых тонов говорит о том, что вы правильно управляете. Чтобы управлять правильно, вы, соответственно, рассматриваете весь процесс управления на некотором расстоянии от себя, и, как в определённую приборную систему вводя входные параметры, вы получаете выходящие параметры. Следовательно, здесь можно наблюдать все свойства продукта, в том числе полезные для вечного развития, и переносить эти данные в будущее, и развивать их. Причём развитие происходит не только со стороны управления продуктом, но и со стороны реакции организма. Какие-то функции организма можно корректировать, соответственно, в плане этого развития технологии вечной жизни.

По «Сыру плавленому» можно рассматривать информацию, относящуюся к слову «плавленый». Это слово означает специальную технологию приготовления сыра, который потом выглядит как «Сыр плавленый». Здесь есть один из методов, говорящий о том, что можно в свойстве продукта, в наименовании продукта сразу определять технологию, и тогда вы совершенно чётко можете проструктурировать управление от первичного импульса. Это определённая технология, относящаяся к тому, что первичный импульс содержит уже всю систему управления, где не нужно рассматривать прошлые области развития информации, а всё есть в самой сфере управления, которую вы воспринимаете своим духовным зрением. И при этом, чем больше вы воспринимаете, тем больше идёт управление в сторону вечного развития. Это своеобразное состояние, напоминающее то, что вы мысленно стараетесь сдвинуть сферу в сторону будущих событий, перекатить её путём волевого мысленного усилия и при этом даже ощущаете обратный сигнал от этой сферы. Чем он жёстче и точнее, тем вы точнее перемещаете в сторону будущих событий, потому как вечная жизнь и вечное развитие – это достаточно жёсткая структурированная система в вашем восприятии, и воспринимается со стороны она так же, как жёсткая система информационных связей.

То есть, рассматривая такой мягкий продукт, как «Сыр плавленый», вы переходите к жёсткой системе вечного развития, где законы однозначно повторяются в плане вечного развития, в плане неразрушения, неубивания, вечной жизни. Здесь нужно учитывать, что при построении вечного развития всегда надо строить именно однозначно совершаемую систему управления, которая в любом случае приводит к вечной жизни.

Переходя к следующему продукту – «Творог жирный», можно рассмотреть этот процесс как процесс, относящийся к детализации управления. Например, такая категория продукта, как «Творог полужирный» или «Творог нежирный», говорит о том, что можно варьировать в рамках одного продукта определёнными компонентами. В данном случае именно процент содержания жира. Любая вариационная в восприятии конструкция управления варьируется различными на уровне оптики полутонами. Есть такая пословица – «вода камень точит». То есть надо стараться использовать для управления в сторону вечного развития и непроявленные явно области в управлении. Можно использовать принцип динамического подхода к самой системе такого управления, где различные полутона, то есть не конкретные целевые системы управления, а именно начатые в целевом плане управления, но не совершённые полностью циклы управления, они могут так же обеспечивать систему вечного развития.

Поэтому, рассматривая управление, например, посредством чисел такого продукта, как творог, в направлении вечного развития, можно воспринимать информацию самого продукта на определённом удалении от физической массы продукта. Затем нужно смотреть, какое идёт от этого продукта свечение на информации, которое означает вечную жизнь и вечное развитие. Воспринимая в таком свечении числа **258041_818**, вы производите управление по достижению вечной жизни всеми, кто употребляет данный продукт.

Можно проявить управление, которое связано с тем, как детализация управления переходит в оконченную цель управления. Здесь важно выделить импульс, который фиксирует то, что когда вы делаете управление в плане даже каких-либо детализаций, то вы всё равно должны реализовывать конечную цель управления – это вечная жизнь. Следовательно, в само́м уровне приближения к цели управления, когда цель ещё не совершена, внутри элемента, который реализует цель, цель должна быть, по сути, уже реализована. Таким образом, мы получаем достаточно многообразный уровень управления, который одновременно содержит в себе компоненты всех будущих реализованных систем управления. Этот способ даёт устойчивость управления по цели обеспечения вечного развития.

По продуктам: жиры, маргарин и масло – управление может происходить в цели сочетания продуктов, которые, в соответствии с целью вечной жизни для всех, приводят к замещению одного вида продукта другими. Управление по этим трём категориям рассредоточивается в виде трёх сфер. Взаимодействие этих сфер происходит на пересечении информационных областей, где жиры природного происхождения, которые выработаны из систем, которые не были разрушены при выработке жиров, – это одна категория, а другая категория – жиры, например, животного происхождения, где ставится цель вечного развития животных. Эта категория должна быть реализуема в плане вечного развития, и категория жиров животного происхождения должна в информации преуменьшаться и выводиться. Так же как, например, система управления, относящаяся к маргарину, должна более быть реализована в системе общественного потребления. Ну и в том числе из цели вечной жизни для всех видно, что можно увеличивать потребление такого продукта, как масло.

Когда данные управляющие системы функционируют, можно видеть, что все сферы, которые соответствуют схемам функциональности, они, во-первых, соответствуют реальным продуктам, во-вторых, определяют информацию будущего развития в соответствии с задачей обеспечения вечной жизни. Вывод жиров животного происхождения из управляющей системы заключается в том, чтобы фактор вечного развития вводить в источник данного вида, откуда жиры были выведены.

Продукт – «Жир топлёный». В управлении сразу же нужно переводить управление на первичный статус жира и его первичный уровень, также выводя на уровень вечного развития для всех.

Соответственно, например, «Шпик свиной». Так же нужно при управлении и встрече с таким продуктом выводить управление в плане вечного развития для всех объектов информации. Это важный элемент развития, когда при определённом уровне развития цивилизации и коллективного сознания будет совершенно доступна и очевидна та форма сознания, когда все живые существа вечно живущие. Уже сейчас необходимо производить такое управление, пока идёт потребление животных жиров.

Переходя к следующему продукту – маргарин «Молочный», можно увидеть, что когда мы используем маргарин, то перспектива развития управления в данном случае, если сравнивать с жирами животного происхождения, чётко определена. Так же как и в системе управления, используемой в маргарине «Бутербродном» там или в майонезе. В данном случае очевидно, что продукты, которые используют в этих продуктах в качестве составных, не разрушают жизнь животных. В связи с этим здесь следует также отметить, что сам процесс расширения употребления данных продуктов в задаче вечного развития заключается также в создании нового типа продуктов, которые используют различные ресурсы, полностью заменяющие, например, жиры животного происхождения, но по качеству которые более эффективны и соответствуют задаче вечного развития. Числовой ряд, реализующий данное управление, следующий: **2914893190_598**.

Переходя к следующему продукту – «Масло растительное», следует рассмотреть такой тип управления, исходящий из принципа вечного развития для всего живого, что нужно опять-таки применять управление для создания условий выработки масла из той части растительности, которая в целом не влияет на само растение. Делая такую управляющую выборку в структуре своего сознания, вы интуитивно и по логике, на уровне раскрытия всех систем управления данного типа стремитесь к реализации данного управления вечной жизни для всех. При этом Вы получаете тот эффект от растительного масла, который соответствует задаче вечного развития. Ведь, кроме того, масло в коллективном сознании имеет ещё принцип смазки, то есть вы можете выйти на структуры коллективного сознания, относящиеся к использованию масла в различных механизмах, когда механизмы дольше работают. Здесь важно ещё использовать все информативные слагаемые продукта, и при этом, когда вы употребляете масло, вполне можете фиксировать информацию по продукту, что данный продукт нужен, потому что обладает еще функциями смазки. Первично заложенная информационная мысль, такая как масло, которое смазывает, вполне может распределиться в виде положительного качества вечной жизни. Использование различных свойств продуктов для вечной жизни реализуется посредством численной концентрацией на ряде **89101498_019**.

Поэтому, когда мы просто думаем о вечном развитии, не говоря уже о том, что когда употребляем продукты с намерением в дальнейшем употребления продуктов, производство которых не уничтожает что-либо, мы, соответственно, уже направляем организм на вечное развитие посредством использования собственного мышления.

Переходя к продукту – «Масло сливочное», нужно учитывать, что в свойствах каждого продукта есть определённый уровень собственной информации обеспечения вечной жизни, заложенный изначально в данный продукт. Употребление масла сливочного создаёт в момент употребления структуру вечного развития. Числовой ряд реализации вечной жизни процессом потребления продуктов следующий: **298917_2819**. Есть продукты, которые практически содержат в себе компоненты вечной жизни. Известны исторические сведения о применении эликсиров, продлевающих жизнь на основе употребляемых веществ. Если исходить из данного уровня коллективного сознания, тогда можно даже использовать рецепты вечного развития. Например, такой рецепт: берётся масло топлёное два грамма, масла сливочное три грамма и масло растительное пять грамм. Всё в небольшой таре подогревается до температуры кипения и оставляется на сутки ровно. Через сутки ровно, минута в минуту, это выпивается. Получается, что в данном случае это будет что-то, напоминающее эликсир вечной жизни.

В данном случае, исходя из практики управления за счёт духовного уровня, всегда можно рассмотреть, что основным элементом данного уровня управления является не собственно сам продукт как таковой в основном, а является закрепление данного продукта в определённой системе событий. Ведь зачастую имеет значение для различных рецептов такого типа, например: положение луны, солнца и тому подобных явлений внешнего и внутреннего мира. К примеру, при приготовлении некоторых продуктов нельзя быть раздражённым или же нужно сосредоточенно думать, например, о горящей вдалеке свечке и так далее. Однако важно понять структуру продуктов в целом вообще, чтобы уже не детализировать лишний раз, не тратить, например, дополнительное время на то, чтобы заниматься материальными системами. Исходя из этого можно вместо смешивания масла топлёного, сливочного и растительного на физическом уровне, просто представит сферу информации, соответствующую смешанным маслам, и воспринять на сфере числовой ряд **9184919**, обеспечивающий вечную жизнь на основе информации смешанных масел. При этом ваша мысль, сформированная таким представлением, создаёт духовное состояние, в котором можно обеспечивать вечную жизнь при любых обстоятельствах, в том числе и при отсутствии указанных масел. Таким образом, развитие своего сознания и духа до уровня обеспечения вечной жизни – это объективно реальный способ жить вечно.

Дух и сознание, соединённые в системе употребления продуктов, – это важные компоненты управления. Часто используют пословицу, что «хлеб всему голова», так же, как для восточных земель можно сказать такое и про рис. Основные продукты потребления в этих пословицах растительного мира.

Можно понять таким образом, что соединение сознания и духа на уровне информации какого-то продукта позволяет дифференцировать качество продукта в направлении вечного развития. Поэтому когда вы употребляете, например, хлеб ржаной, то в отличие от хлеба пшеничного, вы сразу ощущаете разницу. Система разниц в употреблении продуктов очень важная характеристика для развития духа и сознания в направлении вечного развития. Вектор информации восприятия, соответствующий хлебу ржаному, направлен на область сознания, а вот подобный вектор хлеба пшеничного – это уже другой будет вектор управления, направленный от сознания. Восприятие направленности таких векторов вырабатывает способность определять свойства продуктов по обеспечению вечной жизни. Таким образом, восприятие можно перевести в область действия духа, создающего жизнь. Тогда можно произвести следующее восприятие двух продуктов: один продукт воспринять сознанием, а другой – духом. Сдобную выпечку можно воспринимать определёнными ресурсами души. Получается, что при употреблении продуктов работают, как видно, практически все известные системы, включая, естественно, физическое тело.

Отсюда следует очевидный вывод, что сам процесс употребления – это достаточно важный процесс в целом для организма с точки зрения информационных взаимодействий. Употребляя, например, ржаной хлеб, вы можете рассматривать на восприятии информацию от продукта и изначально заложенное духовное содержание в тот же ржаной хлеб.

Когда человек откусывает баранку, сушку с пустым пространством внутри, он одновременно взаимодействует на уровне информации с контуром круга и кругом. То есть важно учитывать, что в употреблении продуктов существует ещё взаимодействие с формами продуктов. Достижение вечной жизни посредством фиксации сознания на форме продуктов может производиться с помощью следующей численной концентрации: **294818_31948**.

Употребляя те или иные формы продуктов, мы можем, соответственно, продлевать жизнь, оздоравливаться и делать жизнь вечной, таким образом, просто за счёт взаимодействия с теми формами, которые мы воспринимаем при употреблении продуктов. С практикой можно на восприятии распознавать внутреннюю форму части продукта, даже короткое созерцание которой обеспечивает вам вечную жизнь.

Важно рассматривать употребление продуктов в соответствии с задачей вечного развития ещё и по расположению продуктов перед началом питания. Почему рекомендуют часто использовать некие эстетические критерии в питании? Для того, чтобы элементы вечного развития были развиты в восприятии. Так, например, какие-то пространства между продуктами, сочетание определённых продуктов – это тоже элемент вечного развития. Следовательно, по формам, по расположению можно также закладывать структуру вечного развития.

Такой подход формирует в коллективном сознании у человека восприятие такое, которое может взаимодействовать с разнообразными формами без каких-либо проблем, что очень важно для вечного развития. Употребление продуктов ещё несёт в себе и такую поучающую функцию, которая обозначена в виде привыкания своеобразного к различным взаимодействиям. Когда, например, нет стрессовых ситуаций и всего прочего, то организм вырабатывает определённую своеобразную смелость в употреблении, и видно, что ребёнок, например, развиваясь со временем, употребляет разные типы продуктов, что отрабатывает определённую широту по употреблению продуктов, тем самым он всё-таки определённым образом исследует и внешний мир, что важно для бесконечного развития человечества. Числовой ряд обеспечения вечной жизни при концентрации сознания на памяти об употреблённых продуктах следующий: **20868139_819**. При использовании этого ряда целесообразно думать о наиболее понравившемся вам продукте питания и мысленно проговаривать ряд или смотреть на ряд.

Обработка дальнейшая первично существующего продукта так же требует определённой техники управления и вклада в эту систему уровня вечного развития.

Например, для того, чтобы какой-то продукт обрабатывать дальше и придавать ему следующие свойства, целесообразно использовать – **891498_716**. Данный ряд, он, значит, переносит свойства вечности от одного уровня к другому. Поэтому его нужно использовать в моменты обработки продуктов.

Рассматривая какие-то категории продукта, такие как сухари «Пшеничные», сухари «Сливочные», можно учитывать, что в продуктах существуют такие факторы, как наименования по природе происхождения или ориентированные по вкусовым качествам. Следовательно, вот именно развитие вкусовых качеств – это тоже своеобразная структура вечного развития. Почему в некоторых случаях нравится какой-либо один продукт, но не нравится, например, другой? Потому что вкус, он в определённой степени сосредотачивает систему как защиты организма, так и его развитие в направлении вечной жизни. Выделяя во вкусовых собственных качествах принцип своего развития, можно увидеть, что можно формировать вкус, который бы определял те продукты, которые имеют статус вечного развития номинально, например, в этот момент. Это как, например, информация вокруг масла сливочного; или же в плане использования этой информации как таковой в виде слова, например там, сухари «Сливочные». То есть сухари – это всё-таки принципиально другой продукт, но имеющий сливочный вкус. Сочетание вкусовых качеств и перенос качеств на продукт может обозначать те же самые свойства вечного развития, как и сам продукт. Числовой ряд переноса информационных областей вечной жизни от одного продукта к другому следующий: **2910488_081**. Перед началом потребления продуктов можно мысленно проговорить ряд.

Использование уже найденных элементов управления для конкретного человека в плане вечного развития может быть так же и словестное. Первичный уровень слова здесь может так же являться ведущим, когда вы используете продукт в направлении вечного развития.

Переходя к следующему продукту, такому как «Мука пшеничная первого сорта» или второго сорта, или же «Мука пшеничная высшего сорта», мы можем рассматривать следующую категорию по управлению: как правило, стараются использовать муку, которая лучше. То есть важно реализовывать управление такого типа, что качество продуктов имеет различное значение, и можно выбирать лучшее, но при этом каждый из продуктов может обеспечить события вечной жизни. Такой способ управления определен рядом: **210891489**.

Однако в каждом конкретном случае нужно всё-таки исходить из своих собственных потребностей и вкусовых ощущений, чтобы вы определялись по приоритетам в продуктах, которые сосредоточены вокруг ваших основных задач, основных ваших состояний, основного уровня вашего восприятия. Любовь, которая движет людьми, определяет такое поведение, которое использует продукты по идеологическому принципу реализации основных задач личности. Соответственно этому и нужно строить управление вечной жизни посредством численных концентраций по продуктам.

Если мы рассматриваем такой продукт, как «Мука ржаная», то можно представить, что человек находится во ржи, в поле, где много растительности, из которой потом возникает мука ржаная, и возникает эмоционально соответствующее состояние. Определённые типы продуктов употребляются, потому что они создают определённые ассоциации. Например, состояние любви, испытанное в поле, где растёт пшеница, если даже человек видит это по телевизору или на картинке, способствует выбору в употреблении продуктов. Можете представить, что вы где-то находитесь в красивом месте, например рядом озеро, и в этот момент на уровне определённых неявных процессов сознания происходит некое совмещение управляющей информации по вашим состояниям. Таким образом вырабатывается вкусовая характеристика вашего восприятия продукта, который в данный момент употребляется.

Когда мы начинаем управлять в направлении вечного развития, следующий элемент должен быть именно таким, что мы должны иметь определённую устойчивость известного типа, и вот уровень прошлой информации, который содержит продукт, он так же является элементом устойчивости.

Переходя к следующим продуктам – крупы, можно рассмотреть обобществлённую характеристику этого продукта. Крупы, например, едят животные и люди, и поэтому мы можем рассматривать некую взаимосвязь между различными видами живых организмов, которые используют один и тот же продукт питания. Следовательно, если один вид организма начинает употреблять продукт и развивается в направлении вечного развития, то по сопоставимости другой вид тоже может это свойство приобрести. То есть здесь важно рассмотреть определённую, так скажем, тонкую организацию этого процесса в плане сопоставимости развития объектов информации, которые используют одни и те же предметы и одни и те же свойства этих предметов.

Переходя в управлении к такому продукту, как гречневая ядрица, мы можем увидеть, что в этой крупе можно распознать в принципе это взаимодействие разных систем. Это продукт, который обобществляет управление, и вот мы можем в данной крупе в данный момент рассмотреть или даже вложить в неё эти характеристики. При употреблении, например, гречневой каши можно спокойно рассматривать именно тот элемент управления, что задача вечного развития, она не только стоит перед людьми, но и стоит перед всеми живыми существами, и при этом она решаема посредством обобществления информации.

Рассматривая манную крупу, можно увидеть, что этот принцип может быть использован при употреблении манной крупы как принцип всеобщей реализации какой-либо информации, так и принцип какой-либо обобществлённой информации, в частном случае попадающей в конкретные какие-то обстоятельства и ситуации. Если учитывать, что манную кашу употребляют, например, с детства, то можно учитывать, что ряд продуктов сразу ориентирован, по сути, на вечное употребление. Или если взять овсяную кашу, которая так же может быть употребляема достаточно длительный промежуток времени. То можно рассмотреть, что ряд продуктов обладает уже заложенной информацией как бы постоянного употребления, и при этом важно данные характеристики продуктов переводить в структуру вечного развития на уровне сознания. То есть дух, который тренируется при употреблении продуктов своеобразным образом регулировать тело за счёт мышления, он в любом случае может иметь определённую, даже своеобразную программу обучения на уровне употребления в данном случае, например, там каши из манной крупы. И когда сам продукт ориентирован на употребление практически на всю жизнь человека и считается полезным, он не считается вредным, то есть он допустимый, то данная категория продуктов организует определённый элемент продуктов, в которых заложена сама информация вечного развития.

В связи с этим, переходя уже, например, на такие крупы, как овсяная, перловая, пшено или рисовая, мы можем рассмотреть взаимосвязь на уровне общественного коллективного сознания в плане массовости распространения. Рассматривая дальше толокно или ячневую крупу, можно увидеть определённые пласты коллективного сознания, которые соответствуют употреблению данных круп, и увидеть, каким образом они взаимодействуют в плане даже социальных процессов. То есть если рассмотреть там геркулес или кукурузную крупу, то видно, что, например, произрастающая кукуруза – это тоже элемент определённого уровня вечного развития, так как подконтрольная система человеку, так же как, конечно, другие крупы. Но в данном случае можно увидеть более явный вид – часто употребление кукурузы на уровне роста, там в початках и так далее. И здесь уже существует уровень взаимодействия с продуктом на уровне его роста и того уровня, когда продукт доходит до человека.

Рассматривая такие продукты, как овощи, можно управление вечного развития, вечной жизни сосредоточить следующим образом: если сам овощ рассмотреть на бесконечном удалении от человека, то при приближении его в оптическом уровне восприятия мы можем рассмотреть все внутренние структуры овоща. И это тот продукт, который при приближении к организму и при его употреблении создаёт категории именно бесконечно удалённых областей. Поэтому он также достаточно хорошо, иногда максимально адаптирован к вечному развитию, и рассматривая, например, рост баклажан, можно увидеть, что можно баклажан употребить на уровне только начального роста, и когда он уже большего размера достиг, то есть размер часто не имеет принципиального значения. Более того, сам цикл баклажана – прорасти, и так как это сезонный овощ, то получается, что мы можем приходить к понятию следующего типа, что возможность употребления в любой момент с момента минимальной организации данного продукта – это говорит также о статусе вечного развития, заложенного в продукте; потому что возможность всегда употребить, в любой момент, – это хорошая характеристика, говорящая о том, что данный продукт, он готов как бы в постоянное время. Например, если сравнить с сыром, который должен пройти какую-либо технологию обработки, то здесь получается, что на первичном уровне организации сыра всё равно его в том виде нельзя съесть, как, например, баклажан. Вот здесь нужно так же видеть, что дух может быть реализован и может получить полезные сведения через ваше сознание, ваше восприятие в том плане, что доступ к продукту всегда – это важная характеристика вечного развития. Неважно, какой даже продукт, либо он материален, либо вы через сознание регулируете свои жизненные процессы.

Таким образом, переходя уже к информации от овоща к фрукту, можно также заметить, что в данном случае сезонный элемент очень важен в плане развития. Фрукт тоже можно употребить часто недозревшим, и поэтому получается, что здесь сходность управления по овощам и фруктам. При этом существует на уровне информации некое смешение информации овощей и фруктов. Поэтому в плане действия фрукт может выражаться так же, как элемент постоянного доступа к употреблению, даже когда он ещё не полностью созрел. В связи с этим можно охарактеризовать общую область восприятия – это овощ – фрукт.

Переходя к следующим овощам, таким как брюква, горошек зелёный, кабачки, капуста белокочанная, капуста краснокочанная, капуста цветная, мы видим, что здесь много разнообразия в форме. Потребление зелёного горошка создаёт резервы в плане большего количества событий. Разный цвет капусты – белокочанная, краснокочанная – даёт возможность рассмотреть события во взаимосвязи цветов даже.

Поэтому получается, что при употреблении продуктов возникает определённый уровень действия духа, когда срабатывает во многом логический постулат в управлении. При употреблении горошка возникает, значит, непроизвольная оценка количества. Часто эта оценка ограничивается первыми горошинками, и дальше человек не считает. Следовательно, употребляемое внутрь не считается по количеству, например, тех же горошинок. И вот здесь возникает элемент опять же вечного развития в системе сознания человека. Это немаловажный фактор, относящийся к психологии употребления продукта, где переход из элементов счёта в элемент с отсутствием счёта означает признак бесконечности, и поэтому здесь важно учитывать эти характеристики. При добавлении к ним ещё и уровня, например, соответствующего цвету, мы можем вполне обеспечить определённое развитие духа, касающееся учёта различных, часто не совсем явных, факторов, в бесконечном развитии.

Переходя к такому продукту, как картофель, можно рассматривать следующие характеристики вечности, заложенные в данный продукт. Например, разварной картофель содержит много достаточно частей, которые между собой, если особенно рыхлый картофель, соединяясь, создают определённый уровень восприятия, который характерен для множества событий. И поэтому если рассмотреть картофель в плане формы и соединения различных микрокомпанентов, то получается многокомпонентный уровень, в отличии, например, от лука зелёного, также лука порей или репчатого. Если там есть достаточно чётко сглаженные формы в виде каких-то поверхностей, то картофель в этом плане может отличаться некой зернистостью. И когда переход от цельного вида к отварному виду означает усиление свойств в плане количества компонентов, то здесь можно рассмотреть простой принцип, который говорит о том, что приготовление продукта приводит к системе более обобщённой, более значимой или более большой в информации в восприятии.

Следовательно, сам процесс приготовления и сам продукт уникальны. Когда вы строите систему вечного развития, вы должны учитывать эту характеристику вашего сознания, ориентированную на вечное развитие. При этом можно уже тогда совершенно какие-то простые элементы закладывать управляющие в блюдо. То есть если разрезать картофель, то лучше, получается, чтобы было больше долек, или же если картофель отварной, то чтобы он был более разваристый. Вот примерно такие характеристики можно назвать соответствующими реализации задачи вечного развития.

Рассматривая дальше такие продукты, как лук репчатый, морковь красная, огурцы грунтовые, огурцы парниковые, мы можем увидеть, что в некоторых случаях форма, которая имеет жёсткий вид и преобразование цвета для моно продуктов, скажем по моно форме, они взаимодействуют между собой в употреблении. Когда вы, например, делаете салат из огурцов и добавляете лук, добавляете туда какие-либо продукты такого типа, как перец зелёный или перец красный сладкий, петрушка зелень, петрушка корень, вы можете увидеть, что взаимодействие этих продуктов для задачи вечного развития часто упирается в простейший такой тип, как взаимодействие по форме. То есть чем более соответствует вашему восприятию форма, тем, соответственно, точнее вы реализуетесь в плане вечного развития только лишь из продуктов питания. Поэтому важно здесь наблюдать ещё цветовые характеристики такого типа, как зелёная форма, то есть форма зелёного цвета. Если она выше расположена над блюдом, то это говорит о жизни. Зелень как олицетворение жизни, поэтому вот именно то, что зеленью петрушки посыпается, можно посыпать, например, ревень, можно петрушку корень посыпать или перцем зелёным какое-либо блюда сверху, то это характеризует именно цель вечного развития, реализованную в том, что даёт жизнь.

Рассматривая далее такой продукт, как редис, можно увидеть, что многие характеристики редиса, они проявлены в плане вечного развития в оболочке и внутреннем содержимом. Часто оболочка красная, и внутри она – белая, где красный цвет не проникает. Здесь важно видеть, что чёткое разграничение цветов также характеризует жёсткость каких-то процессов в пространстве и времени, и употребление данного продукта, как система исследования мира, также даёт для сознания систему жёсткого закрепления каких-либо процессов, например, вечного развития.

Рассматривая редьку, можно увидеть, что определённые вкусовые качества характеризуют возможную устойчивость организма к определённым уровням данного продукта, и поэтому в плане вечного развития это полезный продукт, характеризующийся формированием устойчивого вкуса или устойчивости вкуса к проявлениям вкусовым редьки. Таким образом формируется также духовная структура, которая от одного только импульса сразу воспринимает какой-то вкусовой план.

Рассматривая следующий продукт – репу, необходимо учитывать в системе коллективного сознания следующий элемент уровня управления, который соответствует тому, что существует коллегиальное, коллективное получение продуктов, и при этом важно, чтобы в систему коллективного получения продуктов была направлена структуризация этой системы на вечное развитие. Поэтому когда получение коллективное происходит на уровне осознания всего коллектива по задаче вечного развития, то эффект, соответственно, получается существенно выше даже от обычных продуктов, которые получаются без такой задачи.

Рассматривая такой продукт, как салат и свёкла, можно увидеть, что в случае салата управление происходит ближе к физическому телу по структуре вечного развития, в то время как для свёклы управление происходит таким образом, что вы сосредотачиваете внимание на продукте – свёкле, на информации, соответствующей данному продукту, перед собой. Салат – это рассеянный уровень, а свёкла – это почти вертикально стоящие лучи.

Рассматривая следующий продукт, такой как томаты грунтовые, мы можем увидеть управление, сочетающее в себе взаимодействие земли и продуктов питания. Поэтому в данном случае управление должно распространяться в плане вечного развития ещё и на землю, вообще на ту основу, которая воспроизводит продукт и на которой продукт развивается. Рассматривая томаты парниковые, можно увидеть, что сам процесс управления в плане вечного развития сосредоточен в центре самого томата, в физическом уровне этого томата. И когда идёт концентрация, то видно, что все внешние элементы, такие как создание парника, создание специальных условий, они аккумулируются внутри самого томата. Данный тип управления, он распространён на достаточно большое количество явлений парниковых, искусственно, так скажем, создаваемых систем для производства продуктов, и это распространимо на практически любой уровень космического пространства для бесконечного развития человечества в различной пространственной системе, в другие галактики и так далее.

Зелёная фасоль характеризует уровень общности продуктов на уровне первичного созревания. Существует схожесть с определённым типом продуктов по росту, например с горохом. Рассматривая, например, смешение таких продуктов, как черемша и чеснок, видно, что существуют разнотипные продукты. То есть чеснок, например, лучше употреблять в неизменном виде – без смешения. В то время шпинат и щавель можно употреблять в разных совершенно блюдах. Из щавеля вообще можно, например, готовить суп, то есть третье свойство продукта по воспроизводству вообще отдельного типа блюд в результате термической или иной обработки. Управление в направлении вечного развития с учетом таких свойств осуществляется следующим рядом: **2980148918**.

Переходя к главе – фрукты, ягоды, важно рассмотреть общность направленности в развитии сознания в плане постижения технологий вечности, исходя из наблюдения за ростом данных продуктов. Например, рассматривая рост ананаса и абрикоса, можно стараться умозрительно найти какие-то свойства развития айвы или алычи. При этом, рассматривая рост бананов, например, на определённой высоте от соседних деревьев, от земли, можно увидеть, что если мы рассматриваем признак высоты там, где используется сила тяжести, например, вишни, то, как только плод вишни упадёт на землю, он может разбиться. Следовательно, своеобразным уровнем восприятия продуктов в плане вечного развития является его натуральное состояние и доведение в неизменном виде до потребителя.

То есть если, например, рассматривать такой продукт, как гранат, или такой продукт, как груша, или инжир, или кизил, то видно, что груша менее подвержена, чем инжир, изменению формы. В то же время, если рассмотреть персики, то здесь видно, что наиболее оптимальное сейчас сочетание определённый период времени – это формы и содержания в плане неизменности формы, то есть неподверженности изменению, но какой-то период, менее, например, длинный, чем у груши.

Следовательно, воспринимая сочетание свойств продуктов по времени, по взаимодействию форм в плане её разрушаемости или неразрушимости, можно увидеть, что в динамике наблюдения за продуктами, которые достаточно часто встречаются в жизни человека, можно построить определённую структуру духа, когда форма человека не меняется никогда. В этом смысле взрослый человек уже может сохранять бесконечное время форму, то есть в динамических системах получать бесконечную статику, – это очень важный элемент развития человека, и в связи с этим можно вполне использовать продукты как систему именно духовного развития в плане выработки технологии вечного развития.

Переходя к следующему продукту, к такому как рябина садовая, и к следующему – это рябина черноплодная, сравнивая со сливой садовой или с финиками, мы видим, что при употреблении, например, хурмы мы можем определённые вкусы этих продуктов ощущать при сравнении со вкусом хурмы. Поэтому вот сравнительная характеристика вкусовых свойств – это тоже элемент вечного развития, относящийся к пониманию процессов, сохранённых как бы в статике прошлых событий. При этом определённые знания этих процессов соответствует тому, что, например, при употреблении черешни совершенно чётко проявляется разница во вкусе с вишней, однако однотипность по форме предполагает, что продукты имеют общий контекст направления в системе связей в реальности. И, исходя из этого, можно строить управление духовное, относящееся как к объединению сходных процессов или их разъединению, так и основе духовного управления на различных процессах, которые сосредоточены в плане анализа продуктов питания через своё собственное сознание.

Переходя далее к продуктам таким, как шелковица, яблоки, апельсин, грейпфрут, лимон и мандарин, можно увидеть, что если рассмотреть, предположим, внутри мандарина одну дольку, то долька, которая определённым образом совпадает, например, зачастую по форме с определённой долькой грейпфрута, по форме объединяет продукты. Возникает следующий элемент вечного развития – определённое и в том числе бесконечное количество сочетания продуктов создают также систему вечного развития. Это один из важных принципов употребления продуктов питания, который формирует в коллективном сознании вечность, потому что именно сочетание бесконечное может быть по продуктам. Поэтому наиболее разнообразный тип кухни, он, получается, более предпочтителен для вечного развития, нежели, например, однотипное питание.

Переходя к следующим таким продуктам, как брусника, виноград, голубика и ежевика, мы видим, что если сравнить их, например, с земляникой, то произрастание земляники происходит больше в условиях некультивируемых, в сравнении, например, с виноградом.

Мы можем определить, что определённый вид продуктов имеет некую изначальную природную сущность в вечном развитии, и вот выявляя саму структуру продукта, где сразу же на сравнении с другими выявляется уникальность продукта в плане целостности восприятия формы, восприятия именно структур некоего свечения вечной жизни, мы вполне можем употреблять продукты с сознанием этого, и тогда свойства продукта меняются. Продукт начинает насыщать организм структурой вечного развития и реальными компонентами вечного развития, потому как в вечном развитии поддерживать жизнедеятельность организма в любом случае необходимо.

И в связи с этим можно отметить, что это не относится только к культивируемым человеком или же произрастающим в природных условиях продуктам, здесь важно просто сам принцип понять. Это можно отнести и к тем продуктам, которые культивируются человеком.

Далее, переходя в восприятии к таким продуктам, как клюква, крыжовник, малина, морошка, облепиха, смородина белая, красная, смородина чёрная и черника, затем, развивая управление, например рассматривая в своём сознании шиповник свежий, мы видим, что как только переходим к шиповнику сушёному, то данные все продукты, если их воспринимать, через, например, часть ткани малины, то они могут быть распределены по разным свойствам с точки зрения наличия витаминов, каких-либо микроэлементов, полезных для вечного развития. Если охватить все продукты и рассмотреть все возможные комбинации их развития, то вот выявление определённой цепи внутренних событий, которая ведёт к вечному развитию, – это определённое состояние личности, состояние организма и некое воззрение на пространство будущего в сознании человека, когда человек осознаёт, что продукты питания создают ему вечную жизнь, внутри его физического тела насыщая его. Вы можете передать рецепт вечного развития, который вы создали, другому человеку, и у него тогда резервы вечной жизни увеличиваются.

Для человека важно воспринимать информацию того, что естественное состояние человека – это вечность, вечная жизнь в физическом теле, и при этом не соотносить, например, с конечностью продуктов своё состояние. Потому, как по замыслу Создателя, именно разница в принципе, в позиции по отношению к миру, в миронахождении того или иного объекта информации.

Переходя далее к бобовым, можно рассмотреть такое управление, что, представляя бобовые на отдалении от себя, на большом и маленьком, можно мысленно складывать восьмёрку. Сосредоточивая внимание внутри колец восьмёрки, можно получать вечное развитие только лишь такой концентрацией. При этом, если сравнивать, например, бобы, горох лущённый, горох цельный или сою, фасоль, чечевицу и в качестве управления брать чечевицу или просто фасоль, то видно, что можно просто-навсего концентрацией держать в сознании эти продукты и, употребляя какой-то один из них, получать эффект, который в плане вечного развития соответствует каждому из них.

Далее, рассматривая такой продукт, как грибы, мы можем в целом управление вечного развития ставить следующим образом – рассматривать грибы как систему определённого покрытия почвы, которая находится вокруг вас, но на почве, на которой вы стоите, грибов нет. Вот этот принцип неприкосновенности продукта за счёт развития человека, он важен при употреблении такого продукта, как грибы. И этот принцип в своём сознании важно распространять на бесконечность, то есть употребляемые продукты употребляются таким образом, что в целом вы в природно заложенных условиях данный продукт не разрушаете, и более того, вы можете в плане развития экологического движения «неразрушаемость видов на планете» своё сознание распространять в направлении именно воспроизводства любых продуктов питания. Сравнивая, например, такие грибы, как белые свежие, белые сушёные, подберёзовики свежие, подосиновики свежие, сыроежки свежие, вы можете для каждого наименования грибов вводить свои собственные системы управления по распространению этих грибов в природных условиях. Поэтому, употребляя какие-либо грибы, соответственно можно рассматривать и все внешние события, которые происходили возле грибов в естественных условиях, и при этом, если это лесные грибы, то, соответственно, вы можете воспринимать всю силу внешней природы для вечного развития.

Рассматривая такие продукты, как мясопродукты, птица, прежде всего, нужно духовным действием направлять управление в направлении неприкосновенности в дальнейшем бесконечном развитии всех живых существ. И это развитие, оно достаточно однозначно определяет также и ваш вечный уровень развития.

Рассматривая такой продукт, как яйца, можно делать управление таким образом, чтобы из каждого яйца воспроизводился живой организм и, соответственно, также это задача вечного развития говорит о том, что всё, что может привести к жизни, должно быть сохранено и развито до вечной жизни. Таким образом, воспринимая структуру развития, можно усиливать и реально иметь механизм и структуру вечного развития и внутри своего организма.

Рассматривая такие категории продуктов, как рыба и морепродукты, можно через сознание, прежде всего, делать, естественно, управление на неприкосновенность всех живущих в плане вечного развития любого живого существа. Это управление, соответственно, строит вам уровень воспроизводимости рыбы и морепродуктов. Управление, когда ваше сознание помогает воспроизводить практически ту же самую структуру, которая, например, была съедена, можно воспроизводить по принципам полной восстановимости информации. То есть элемент практически полного восстановления того же карпа или той же горбуши, тех же бычков в нужном месте, именно тех же, говорит о том, что в продуктах питания есть определённый своеобразный уровень необходимости полного восстановления до того момента, пока человечество не научится синтезировать продукты и не истреблять живые существа.

Для питания можно ставить задачи именно получения синтезированных веществ, которые бы полностью один к одному заменяли продукты, которые сейчас используются из живых существ. При этом надо понимать, что употребление растительных продуктов растительного происхождения сохранится. Если учитывать, что, например, в употреблении икры стоит первичная задача вечного развития каждой икринки, то здесь – напротив: создание элементов вечного развития для каждой икринки в своём сознании даже при ее употреблении на текущее время создаёт именно резервированность вечного развития уже сейчас для человека. Потому что главная идеологическая направленность и реализация данного направления, так же как любая плановая работа, она выполняется с течением времени, и при этом она реализуется таким образом, что сама идея, мысль – она постепенно переходит в её реализацию. И, следовательно, здесь важно иметь в виду, что при реализации важна также системность, и поэтому развитие происходит в сознании таким образом, что уже сейчас сознание имеет все полезные функции этого вечного развития, хотя ещё в данном случае не всё реализовано.

Переходя к следующему продукту – орехам, можно видеть, что если сравнить эти продукты, такие как фундук, с миндалём, с грецким орехом, арахисом, семенами подсолнечника, можно увидеть, что сравнение различных групп приводит к разным свойствам и, вообще, уникальности доступа к управляющим системам вечного развития в плане того, что можно внутри, например, такого типа продукта, как орехи, находить все системы вечного развития.

Переходя к такому типу продукта, как сладости, можно, взяв за основу, например, такие продукты, как мёд или сахар, или мармелад, ирис или зефир, увидеть, что сам уровень восприятия сладостей, он и есть управляющий уровень; и то, что нравится и полезно, – это часто уровень также вечного развития. Нужно закладывать в системе вечного развития то, что нравится человеку, и это будет способствовать достаточно серьёзному уровню вечности у человека. Так, например, есть определённые характеристики в общественном сознании, что, например, шоколад – он также способствует восприятию ощущения радости, и, например, сравнивая продукты в восприятии, такие как халва, шоколад тёмный или молочный, если сравнивать различные пряники, торты и так далее, мы можем вполне чётко определить, что то, что нравится, и то, что внутренне воспринимается организмом как полезное, часто можно выводить на полезное с условием именно вечного развития.

Возникает следующий уровень – это управление продуктами питания с точки зрения самой задачи. В каждый продукт питания с точки зрения тех же цифровых рядов можно закладывать структуру вечного развития и при этом на основе духа также внутренне необходимо фиксировать задачу вечного развития при употреблении продуктов питания. Даже когда вы об этом не думаете, первичное управление часто срабатывает на длительное время. Если периодически об этом вспоминать и технологически усиливать перед каждым употреблением продуктов, или когда у вас есть время, именно задачу вечного развития, то в скором времени вы уже стабилизируете эту задачу, и вам будет проще добиваться структуры вечного развития при употреблении любых продуктов и при работе с любыми продуктами питания во взаимодействии этих продуктов со внешними системами.

Вы можете вполне регулировать посредством духа свойства продуктов, приводящих к вечной жизни, и одновременно развивать своё сознание в направлении вечного развития, постоянно увеличивать свои ресурсы и технологии своего сознания.

Когда вы взаимодействуете с продуктами питания, вы рассматриваете часто различные подходы, потому что у разных людей различные потребности и вкусы, о которых, как говорят, не спорят. Поэтому можно реагировать на информацию, которая вокруг продуктов, также специальным образом. Рекламируют, что есть какие-то научно сбалансированные теории питания и так далее. Важно всё полезное использовать, при этом во всех системах нужно всегда ставить задачу вечного развития. И в связи с этим, учитывая, что, скажем так, многие продукты, они уже достаточно долго существуют, такие как, например, масло, и они практически не меняются, то важно из всего предлагаемого через средства массовой информации выбирать то, что имеет наиболее длительную, устойчивую систему для того, чтобы оценить те или иные продукты. Часто нужно ещё учитывать, что различные производители, они по-разному производят продукт, поэтому, в каких-то случаях вам нужно ещё дополнять продукты, произведённые одним или другим производителем, управляющей системой своего сознания. Потому что могут быть одни и те же продукты, но при этом, в связи с отличиями в технологиях, они могут быть различными в плане действия на вас. Поэтому важно в каждом случае продукт как бы заново внутренним образом диагностировать и развивать культуру питания в плане индивидуального подхода, индивидуальных каких-то диагностических характеристик.

Если, например, в маргарине или бывает, что и в каком-то кулинарном жире, существуют так называемые трансжиры, которые часто не полностью очищаются, то количество трансжиров должно быть уменьшено. Поэтому здесь управление само должно исходить из того, чтобы нормировать в продуктах, например, содержание тех систем, которые приводят к каким-то проблемам. В связи с этим важным элементом является то, что когда вы можете прослеживать движение по всему организму продукта питания, то вы очень просто добиваетесь именно корреляции тех или иных процессов. Часто назначают различные типы диет, и при употреблении диет тоже нужно быть внимательными, потому что здесь нужно также индивидуально сопоставлять и привыкать к каждой диете.

Когда говорится о том, что на планете много населения, то это не так. Если представить всех живущих – примерно семь миллиардов, то по имеющимся оценкам, если представить участок земли 55 на 55 километров, то все семь миллиардов разместятся на этом участке, стоя по 2 человека на квадратный метр, а это достаточно свободно. Населения на самом деле очень мало на планете, и развиваться оно может при любых ситуациях бесконечно. Нужно управлять на бесконечное воспроизводство продуктов.

Сейчас употребляются различные биотехнологии или, например, генная инженерия. Важно так же коррелировать эти процессы в своём восприятии, чтобы они не имели там отдалённых ненужных последствий.

Предположим, если рассматривается генная инженерия, то здесь можно прямо так суть определить, что всякое растение или животное имеет множество различных признаков, а за каждый признак какой-то ген отвечает. Ген – это маленький отрезок молекулы дезоксирибонуклеиновой кислоты (ДНК), он порождает определённый признак растения или животного. Если убрать ген, отвечающий за появление какого-то признака, то исчезнет сам признак. Напротив, если ввести, например, растению новый ген, то у него возникнет, получается, новое качество.

Модифицированное же растение благозвучно часто именуется трансгенным. Учитывая, что изначально по божественному уровню были созданы растения, животные, то поэтому надо просматривать в управлении. В случае употребления генномодифицированных продуктов важно, чтобы, например, введённый ген растения в структуру животного или ген морского обитателя в структуру растения мог быть адаптирован к человеку. Надо также проводить управление по адаптации в случае употребления таких продуктов. Так как сейчас всё больше таких продуктов питания – генномодифицированных, соответственно, нужно проводить управление в плане нормализации реакции организма практически на любую систему изменяющихся продуктов.

Вы можете практически за счёт технологий своего сознания, за счёт развития духа, души и стремления к вечной жизни управлять продуктами питания, а также эти знания передавать через рецепты, через какие-либо управляющие ряды, которые зачастую достаточно просто передают систему управления в плане вечного развития.

Можно сказать, что в структуре вечного развития очень просто часто выработать систему духовного развития, которая сможет вывести управление на уровень практической технологии. То есть вы на практике, взаимодействуя с продуктами питания, развиваете определённую систему вечного развития, которая всегда с вами, и вы можете перенести её на другие явления, освоив опыт духовного состояния, освоив структуру взаимодействия числа, слова, продукта питания.

Не так много человечеству нужно времени, чтобы выработать определённую категорию продуктов питания, которые обеспечивают вечную жизнь. И часто синтезировать не так сложно продукты питания, если есть задача в целом всего общества направить развитие человечества в вечность и жизнь сделать человека вечной, используя в том числе и технологии, относящиеся к продуктам питания.

При работе с технологиями, представленными в данной книге по численным концентрациям по продуктам, важно использовать как методы конкретного прямого управления через числовые ряды, так и методы осознания и понимания связей в продуктах питания, направленные на достижение и обеспечение уже сейчас вечной жизни человека.

Далее изложены рецепты по номерам. Через дефис после номера, соответствующего рецепту, расположены численные концентрации, мысленно проговаривая которые при приготовлении пищи по рецептам, вы реализовываете вечную жизнь. После номера и числового ряда записан текст рецепта, к которому ряд относится.

РЕЦЕПТЫ

БУТЕРБРОДЫ

1 – **298464**

Требуется: 6 ломтиков хлеба, 120 г филе сельди, 4 варёные картофелины, 2 помидора, зелень, соль, 3 ст. л. сметаны, 30 г сливочного масла.

Способ приготовления. Хлеб намажьте маслом, сверху уложите нарезанные ломтики филе. Соль и перец добавьте в сметану. Нанесите её на сельдь. Положите нарезанный ломтиками картофель, снова смажьте слоем сметаны. Сверху украсьте бутерброд тонко нарезанными ломтиками помидоров и зеленью.

2 – **5198419**

Требуется: 7 кусочков чёрного хлеба, шпротный паштет, 3яйца, 50–70 г майонеза, 1зубчик чеснока, 2 солёных огурца, зелень укропа.

Способ приготовления. Яйца отварите, охладите, очистите и натрите на мелкой тёрке. Чеснок очистите и пропустите через чеснокодавилку. Огурец нарежьте тонкими колечками. Из майонеза, паштета, тёртых яиц и чеснока приготовьте массу. На кусочек хлеба нанесите небольшой слой массы, сверху положите нарезанные огурцы и украсьте веточкой укропа.

3 – **584**

Требуется: 7 кусочков батона, селёдочный фарш или филе солёной сельди, 2 яйца, 50 г острого бутербродного масла (с красным перцем), солёный огурец или 2–3моченых яблока, зелень.

Способ приготовления. Яйца отварите, охладите, очистите и натрите на мелкой тёрке.

Зелень мелко порежьте. Огурец или яблоки порежьте колечками. Батон намажьте маслом, посыпьте тёртыми яйцами и зеленью, затем нанесите слой паштета или положите филе сельди и украсьте бутерброд огурцом или яблоком.

4 – **51348164**

Требуется: 1городской батон, 120 г свежей или квашеной капусты, зелень лука, 50 г майонеза, соль, 2 яйца, консервированная ветчина или мясной паштет, 1 ч. л. горчицы, 30–40 г кетчупа.
Способ приготовления. Батон разрежьте вдоль. Затем, так, чтобы не повредить нижней корки, выньте из него всю мякоть. Яйца отварите, остудите, очистите и натрите на тёрке. Зелень нарежьте не слишком мелко. Из майонеза, горчицы, соли и кетчупа приготовьте массу.

В середину обеих половинок положите капусту тонким слоем, затем нанесите слой массы, посыпьте нарезанными яйцом и луком. На нижнюю часть положите слой ветчины или паштета, соедините половинки, бутерброд готов.

5 – **89189**

Требуется: 5–7 кусочков батона, 20–30 г мёда, 100 г свежей клубники или смородины, 70 г творога, 50 г печенья.

Способ приготовления. Ягоду разотрите с творогом и мёдом. Печенье разомните до крошки. На батон нанесите получившуюся сладкую массу и сверху посыпьте крошкой.

6 – **548681**

Требуется: 3кусочка батона, икра минтая (можно и другую икру), 2яйца, 3 ст. л. сметаны, зелень, 20 г. сливочного масла.

Способ приготовления. Яйца отварите, остудите, очистите и натрите на тёрке. Смешайте их со сметаной и мелко нарезанной зеленью. На батон нанесите тонкий слой масла, затем слой из сметаны и яиц и наконец икру, её аккуратно зачерпните ложкой и положите горкой на верх бутерброда.

7 – **189314012**

Требуется: 3 кусочка хлеба, 45 г. сыра, 50 г. майонеза, 2–3яйца, пучок редиса.

Способ приготовления. Яйца отварите, охладите, очистите и порежьте вдоль. Хлеб слегка подогрейте в тостере.

Сыр натрите на мелкой тёрке и смешайте его с майонезом. Редис обработайте и нарежьте тонкими колечками.

На подогретый хлеб нанесите небольшой слой майонеза с сыром, затем положите редис, сверху 2–3 яичных колечка.

8 – **49804139184**

Требуется: 7 кусочков чёрного хлеба, 40 г селёдочного масла, 6 помидоров, 4листка салата, 2–3яйца, 2 ч. л. горчицы, 50 г растительного масла.

Способ приготовления. Хлеб обжарьте на масле с одной стороны. Яйца отварите, остудите, очистите и нарежьте кольцами вдоль. Помидоры нарежьте тонкими дольками и слегка обжарьте.

На хлеб нанесите горчицу, селёдочное масло, лист салата, на него выложите на одну половинку 2–3 яичных колечка, на другую – 2–3 дольки помидора.

9 – **498641**

Требуется: 3 кусочка батона, 1соленый огурец, 1 головки репчатого лука, 50 г сыра, 50 г растительного масла, 120 г маринованных грибов, 1 ч. л. горчицы.

Способ приготовления. Огурец натрите на тёрке, лук очистите и нарежьте кубиками. Грибы мелко порежьте. Все овощи слегка обжарьте на растительном масле. Сыр натрите на мелкой тёрке.

На хлеб нанесите тонкий слой горчицы, затем выложите обжаренные овощи и сверху посыпьте бутерброд сыром.

10 – **8916491**

Требуется: 300 г шампиньонов, батон ржаного хлеба, средняя луковица, по 100 г майонеза и растительного или сливочного масла, соль.

Способ приготовления. Хлеб нарежьте коржами, каждый корж – на 4 части. Шампиньоны порежьте ломтиками, проварите в солёной воде 5 мин и обжарьте на хорошо разогретой сковороде с маслом до готовности. Очищенный лук нарежьте кольцами и обжарьте в масле до готовности. Выложите слоями на коржи хлеба лук, шампиньоны, майонез и уложите их на противень друг на друга. Сверху и с боков намажьте получившийся «торт» майонезом и поставьте в духовой шкаф на 5–7 мин. Перед подачей к столу посыпьте рубленой зеленью.

11 – **5916**

Требуется: батон, 150 г шпрот, 80 г томатного соуса, зелень.

Способ приготовления. С чёрствого батона пшеничного хлеба срежьте корку и нарежьте батон ломтиками толщиной примерно 1 см. Положите на каждый ломтик шпроты (в зависимости от величины, по 1 или 2 штуки). Смажьте томатным соусом и поставьте на10 мин в духовой шкаф. Выложите гренки на блюдо, украсьте зеленью. Подавайте в горячем виде.

12 – **497648**

Требуется: 6 ломтиков хлеба, 80 г сливочного масла, 2–3огурца, 2 яйца, 4–5 ч. л. майонеза, соль, зелень укропа.

Способ приготовления. Хлеб намажьте маслом и слегка поджарьте с обеих сторон. Огурцы нарежьте ломтиками, яйца – кружочками. На приготовленный хлеб сначала положите 2–3 ломтика огурца, посолите, затем 3 кружочка яиц и ложку майонеза. Каждый бутерброд украсьте зеленью.

13 – **8543218**

Требуется: 7 ломтиков хлеба, 100 г сливочного масла, филе маринованной рыбы, 4 яйца, 100 г брынзы, 2 ст. л. крошек белого хлеба, 1 ч. л. томатного пюре, 50 г сыра.

Способ приготовления. Хлеб намажьте маслом. Брынзу и сыр натрите на тёрке. Смешайте брынзу с яичными желтками и крошками белого хлеба. Эту смесь намажьте на хлеб. Сверху положите филе рыбы и томатное пюре. Бутерброды запеките в духовке.
Готовые бутерброды посыпьте тёртым сыром.

14 – **59168**

Требуется: 6 ломтиков ржаного хлеба, 5 ломтиков пшеничного хлеба, 200 г сливочного масла, 80 г филе солёной сельди, 5яиц, соль, горчица, зелень.

Способ приготовления. Яйца сварите вкрутую, мелко порубите и смешайте с маслом. Добавьте соль, горчицу и хорошо перемешайте. Намажьте полученной смесью ломтики пшеничного хлеба, сверху посыпьте зеленью. Сельдь порежьте на небольшие кусочки и положите на ломтики ржаного хлеба.

На один ржаной ломтик положите пшеничный, затем опять ржаной и т. д., пока у вас не получится 5 ломтиков. Соберите таким образом второй бутерброд и поставьте их в холодильник на 2–3 ч.

По прошествии времени бутерброды выньте и нарежьте маленькими кусочками.

САЛАТЫ

15 – **319841**

Требуется: 230 г картофеля, 150 г белого мяса курицы, 150 г маринованных грибов, 100 г свежих огурцов, 4 яйца, соль, перец, зелень. Для соуса: 3 яичных желтка, 2 ч. л. сахарной пудры, 150 г сметаны, соль, красный перец, 1лимон, гвоздика.

Способ приготовления. Картофель отварите, охладите, очистите и нарежьте мелкими кубиками. Мясо курицы отварите и нарежьте острым ножом на мелкие ломтики. Маринованные грибы (лучше шампиньоны) слегка промойте и подсушите. Затем нарежьте их на тонкие дольки и смешайте с картофелем и мясом. В смесь добавьте свежие огурцы, нарезанные мелкими кубиками.

Яйца отварите, очистите от скорлупы и измельчите. Добавьте к салату яйца, посолите и поперчите полученную массу.

Теперь самое время приступить к приготовлению соуса. Для этого взбейте яичные желтки с сахарной пудрой.

В охлаждённую сметану добавьте полученную смесь. Все это посолите и поперчите. Гвоздику измельчите и добавьте в соус. Выжмите лимон и добавьте сок в соус. Соус хорошенько взбейте.

Салат заправьте соусом, перемешайте и дайте ему время пропитаться. Перед подачей к столу украсьте зеленью.

16 – **4986813**

Требуется: 150 г. картофеля, 1луковица, 1морковь, 1соленая сельдь, 2 варёных яйца,

100 г. майонеза, 2 ст. л. растительного или оливкового масла, соль, веточки петрушки.

Способ приготовления. Картофель и морковь отварите, очистите и натрите на крупной тёрке. Сельдь очистите от костей, нарежьте на мелкие кусочки. В плоскую салатницу выложите рыбу, затем слоями нарезанный кольцами лук, морковь, картофель. Каждый слой поливайте небольшим количеством растительного масла, слегка солите. Салат заправьте майонезом, посыпьте порубленными яйцами, украсьте веточками петрушки.

17 – **9486817**

Требуется: 150 г. свежей белокочанной капусты, 1свекла, 2 ст. л. растительного масла, сахар, лимонный сок, грецкие орехи, чипсы, соль.

Способ приготовления. Тонко нарезанную капусту посолите, отожмите и смешайте с нарезанной варёной свёклой. Добавьте побольше тёртых орехов и лимонный сок с небольшим количеством сахара. Заправьте растительным маслом и подавайте на стол вместе с чипсами.

18 – **4986917198**

Требуется: 150 г квашеной капусты, 150 г тыквы, 3 ст. л. растительного масла, сахар, мёд, мята.

Способ приготовления. Тыкву очистите и натрите на мелкой тёрке, перемешайте с мелко нарезанной капустой и сахаром. Добавьте растительное масло.

Подавайте под овощным соусом. Мёд с мятой предложите отдельно.

19 – **498641390461**

Требуется: 1кочан цветной капусты, 1,5 среднего кабачка, растительное масло, овощной соус, кедровые орехи.

Способ приготовления. Разделите капусту на соцветия и отварите в солёном кипятке. Освободите кабачок от кожи и семян, нарежьте кубиками и сварите до готовности в солёном кипятке. Кабачок обязательно нужно варить в дуршлаге, иначе он будет ломаться при выемке из воды. Хорошо обсушите овощ и перемешайте с нарезанной цветной капустой. Пожарьте овощную массу на растительном масле. Можно добавить в салат мелко порезанные и поджаренные кусочки хлеба. Заправьте блюдо растительным маслом, кедровыми орехами и соусом.

20 – **49806131**

Требуется: 700 г свежей капусты, 150 г очищенных грецких орехов, 6 зубчиков чеснока, перец, растительное масло, солёный арахис, грецкий орех, соль.

Способ приготовления. Капусту крупно нарежьте, залейте солёным кипятком и поставьте на сильный огонь, закрыв крышкой. Когда она закипит, снимите крышку и варите так 5 мин, чтобы исчез специфический запах. Проверните орехи через мясорубку с чесноком и хорошо разотрите. Смешайте полученную массу с капустой, которую до этого нужно отжать в марле. Растирайте овощи до однородной массы. Добавьте перец и растительное масло, накройте крышкой. Посыпьте угощение орешками.

21 – **498640219**

Требуется: 250 г мороженой морской капусты, 3 солёных огурца, 1 морковь, 1 луковица, 3 ст. л. растительного масла, 1 ч. л.3 %–го уксуса, 1 банка рыбных консервов, укроп, соль.

Способ приготовления. Морскую капусту разморозьте, промойте и варите по 15 мин, трижды меняя воду. Затем охладите её и нарежьте соломкой. Сварите морковь, нашинкуйте её соломкой вместе с огурцами. Перемешайте все овощи, заправьте растительным маслом, уксусом, солью. Добавьте также в салат жидкость из рыбных консервов. Лук нарежьте кольцами и положите на блюдо «меридианами» вместе с укропом.

22 – **498641**

Требуется: 2 кочана цветной капусты, 1 ст. л. толчёных сухарей, 4 банки зелёного горошка, мука, соль, растительное масло, чипсы, зелень, мякоть арбуза.

Способ приготовления. Капусту отварите в солёном кипятке, обсушите её и порежьте. С пассеруйте муку и сухари на подсолнечном масле. Перемешайте капусту и горошек с жареными сухарями. При жарке добавьте подсолнечного масла. Подавайте с подсолнечным маслом, свежей зеленью, мякотью арбуза и чипсами.

23 – **49181498**

Требуется: 3 свёклы, лук, уксус, приправа, соль, сельдерей, растительное масло.

Способ приготовления. Варёную свёклу натрите на крупной тёрке. В сковороде с разогретым растительным маслом слегка обжарьте лук. Выложите в сковороду тёртую свёклу и тушите с луком. Посолите, добавьте приправы. Перед тем как снять с огня, немного полейте уксусом и посыпьте сельдереем. Остывшее блюдо выложите в салатницу

24 – **49864189**

Требуется: 1 свёкла, 2 корня хрена, 2 ст. л. уксуса, 2 ст. л. растительного масла, зелень укропа и петрушки, арахис, соль.

Способ приготовления. Свёклу сварите в подсоленной воде, остудите, очистите и натрите на крупной тёрке. Очистите и натрите хрен на мелкой тёрке. Смешайте его со свёклой и полейте уксусом и маслом. Посыпьте мелко порезанной зеленью и арахисом.

25 – **4984716489**

Требуется: 150 г белого куриного мяса, 80 г отварных белых грибов, 1яйцо, 50 г зелёного горошка, 1свежий огурчик, 2 варёные картофелины, соль, 3 ст. л. майонеза, зелень, 2 ст. л. рубленых грецких орехов, 1 ст. ложка арахиса.

Способ приготовления. Отварную курятину и грибы нарежьте соломкой, картофель и яйца мелко порубите. С огурца срежьте шкурку и порежьте его тонкими ломтиками. Соедините все компоненты, посолите и заправьте майонезом. Выложите горкой, украсьте зеленью, а по окружности аккуратно разложите зелёный горошек.

Мелко порубите орехи и посыпьте салат поверх зелёного горошка.

26 – **4986417891**

Требуется: 3 огурца, сельдь средней величины, 80 г сыра, 25 г сливочного масла, 3 ст. л. майонеза, соль, чёрный молотый перец, арахис, веточки укропа и кресс–салата для украшения.

Способ приготовления. Огурцы разрежьте вдоль, ложкой выньте мякоть и мелко её нарежьте. Сельдь очистите от кожи и костей и пропустите через мясорубку. Сыр натрите на мелкой тёрке. Хорошенько перемешайте или взбейте миксером огуречную мякоть, селёдочный фарш, сыр, майонез и сливочное масло, добавьте соль и перец. Выложите получившуюся массу в кондитерский шприц и положите его на некоторое время в холодильник. После этого через фигурную насадку выдавите фарш в половинки огурцов.

Подавайте, посыпав арахисом по вкусу, украсив веточками кресс–салата и листочками укропа.

27 – **49864187**

Требуется: 3свеклы, 3редьки, сахар, мёд, фруктовый соус, лимон, яблоко.

Способ приготовления. Натрите на мелкой тёрке овощи. Заправьте мёдом и добавьте соус. Сверху выжмите сок лимона и тонким слоем насыпьте сахар.

В центр верхушки поместите половинку нарезанного зубчиками яблока.

28 – **398641814**

Требуется: 2 свёклы, 300 г тыквы, 100 г сушёного чернослива, изюм, ванильный сахар, растительное масло, фруктовый соус, грецкие орехи.

Способ приготовления. Натрите на тёрке свёклу и тыкву. Добавьте сушёный чернослив, изюм, пересыпьте ванильным сахаром. Полейте растительным маслом. Подавайте с фруктовым соусом смешанным с натёртыми грецкими орехами.

29 – **4916481**

Требуется: 3свеклы, 2 яблока, 2 моркови, 5картофелин, 2свежих или солёных огурца, 10 ст. л. зелёного горошка, 3 ч. л. сахара, 2 ч. л. уксуса, растительное масло, свежие помидоры, соль, зелень петрушки, укроп, зелёный лук, чеснок.

Способ приготовления. Свёклу и морковь очистите и промойте. Затем нарежьте соломкой и положите в разные кастрюли. Посыпьте сахаром, добавьте холодной воды (чтобы она покрывала овощи) и тушите 10 мин на слабом огне. В готовую свёклу влейте уксус. Картофель и очищенные огурцы нарежьте соломкой. Зелёный горошек, свёклу, морковь, картофель, огурцы выложите в салатницу, но не перемешивайте (чтобы получился букет из овощей). Полейте овощи растительным маслом и посыпьте мелко нарезанной зеленью. Помидоры и яблоки нарежьте кольцами и намажьте протёртым чесноком. Положите кольца на порции салата.

30 – **4986417198**

Требуется: 3свеклы, 3яблока, 1 груша, мёд, 1стакан грецких орехов, растительное масло, зелень, чеснок.

Способ приготовления. Отварите свёклу и очистите яблоки и грушу. Затем натрите их вместе на крупной тёрке. Грецкие орехи очистите и измельчите. Все перемешайте и заправьте небольшим количеством растительного масла. Добавьте мёд. Посыпьте салат зеленью петрушки и укропа, а при желании добавьте в угощение протёртый чеснок.

31 – **498641819**

Требуется: 1редька, 250 г квашеной капусты, 1луковица, несколько сушёных грибов, растительное масло, соль, сахар, овощной соус, зелень, арахис.

Способ приготовления. Редьку натрите на тёрке и перемешайте с капустой. Мелко нарезанный лук обжарьте в масле и смешайте с овощами. Добавьте соль и сахар, украсьте салат свежей зеленью. Грибы отварите, мелко нарежьте и добавьте в салат, заправьте овощным соусом и положите арахис.

32 – **4748913194**

Требуется: 200 г белой фасоли, 2 луковицы, 1зубчик чеснока, 10очищенных грецких орехов, 5 ст. л. растительного масла, кетчуп, соль, приправа, газированная вода, зелень.

Способ приготовления. Замочите фасоль на ночь в холодной воде. Утром воду слейте и залейте уже газированной водой. Варите на слабом огне до мягкости. Слитую горячую фасоль смешайте с мелко нарезанными чесноком и луком. Заправьте маслом, посолите. Добавьте приправу и измельчённые орехи. Украсьте салат веточками свежей зелени и живописными «пятнами» кетчупа.

33 – **48974159**

Требуется: 3 болгарских перца (красного и жёлтого цвета), морковка, огурец, мясистый помидор, полтора пучка зелёного лука, редиса, укропа, 1 ст. л. уксуса, 1 ч. л. сухого красного вина, 2 ст. л. оливкового масла, соль, молотый чёрный перец.
Способ приготовления. Нарежьте перцы полукольцами, морковь и огурец – ломтиками, помидор – кусочками. Зелёный лук и прочую зелень измельчите. Нашинкуйте кружочками редис. Смешайте все овощи в блюде. Смешайте уксус, вино и оливковое масло, посолите, поперчите. Соедините соус с подготовленными овощами, посыпьте салат рубленой зеленью лука и укропа.

34 – **5987481**

Требуется: 3 помидора, 150 г огурца, 200 г болгарского перца и тёртой брынзы, пучок зелёного лука, соль, перец, растительное масло.

Способ приготовления. Помидоры, огурцы, лук и перец нарежьте, посолите, поперчите и перемешайте. Заправьте салат растительным маслом и посыпьте тёртой брынзой. Несмотря на зимнее название, приготовленный вами салат не охладит тёплой атмосферы праздничного вечера.

35 – **89064812**

Требуется: 200 г стручковой фасоли, 1банка белой фасоли, 3 помидора, 2 груши, 6 ст. л. растительного масла, свежемолотый чёрный перец, зелень.

Способ приготовления. Стручковую фасоль разделите на 2 половинки, варите 10 мин. Консервированную фасоль выложите в сито, промойте холодной водой. Груши и помидоры разрежьте на 4 части (у груш вырежете сердцевинки). Нарежьте груши дольками, помидоры – кусочками. Перемешайте овощи и влейте масло, добавьте перец. Дайте блюду постоять некоторое время. Посыпьте мелко нарезанной свежей зеленью. Подавайте со свежим пеклеванным хлебом.

36 – **478164**

Требуется: 200 г творога и 200 г сладкого перца, 30–60 г растительного масла, 15 г лимонного сока, петрушка, соль.
Способ приготовления. Перец мелко нарежьте, потолките в ступке с небольшим количеством соли и растительного масла. Творог разме-

шайте с небольшим количеством растительного масла и лимонного сока до гладкой однородной массы и смешайте с пюре из перца. Посыпьте петрушкой.

37 – **3486410164**

Требуется: 3 ст. л. мелких маринованных шампиньонов, 3 яйца, 1 маленькая луковица, 2 ст. л. майонеза, 2 ст. л. растительного масла, соль.

Способ приготовления. Отварите яйца, разрежьте их на половинки и достаньте из них желтки. Лук мелко нарежьте и обжарьте на сковороде до золотистого цвета. Шампиньоны, желтки измельчите и смешайте их с луком и майонезом. Нафаршируйте этой смесью яичные белки – получатся грибные кораблики, которые могут умчать вас в романтическое путешествие.

38 – **548713814**

Требуется: 350 г картофеля, 80 г белой фасоли, 1луковица, соль, свежая зелень, растительное масло, 1кабачок, кетчуп.

Способ приготовления. Сварите в кожуре картофель, очистите и нарежьте. Отварите фасоль и перемешайте с картофелем. Лук мелко порубите и поджарьте на растительном масле. Добавьте к нему овощную массу и ещё немного пожарьте. Посолите, полейте кетчупом. Поджарьте колечки кабачка, украсьте их зеленью и положите на порции салата.

39 – **489641819**

Требуется: 250 г свежих средних помидоров, 80 г сваренных вкрутую яиц, репчатый маринованный лук и варёный сельдерей, 250–300 г майонеза, арахис, несколько веточек петрушки, соль, красный перец.

Способ приготовления. Помидоры нарежьте колечками. Яйца нарежьте кружочками. Сельдерей, сваренный в чуть подсоленной воде, мелко нарежьте. Маринованный лук порежьте тонкими колечками. Смешайте все компоненты с майонезом, добавьте соль и перец. Выложите горкой в салатницу, украсьте веточками петрушки и кружочками яиц.
3 — 4 средние луковицы очистите и обдайте крутым кипятком. В кастрюлю налейте 2 стакана воды, разведите в ней 2 ст. л. 6 %–го уксуса, добавьте арахис, сахар, соль и специи: гвоздику, корицу, красный молотый перец, чёрный перец горошком, лавровый лист. Пряности смешайте с водой, прокипятите, этим маринадом залейте целые луковицы и оставьте на 3–4 ч. После этого маринад слейте, а маринованный лук нарежьте колечками.

40 – **594813481**

Требуется: 250 г красной фасоли, 800 г солёного арахиса, 3зубчика чеснока, растительное масло.

Способ приготовления. Сварите ранее замоченную фасоль. Добавьте мелко нарезанные орехи и натёртый чеснок. Все перемешайте, при необходимости посолите и добавьте масло.

41 – **479641981**

Требуется: 200 г филе отварной трески, 150 г картофеля, 3яйца, зелёный горошек, 250 г майонеза, 2головки лука, соль.

Способ приготовления. Филе отварной трески нарежьте соломкой, смешайте с отварным картофелем, который тоже порежьте соломкой.

Яйца отварите, очистите и нарежьте тонкими кружочками. Затем тонкие кольца белков отделите от желтков. Желтки следует изрубить ещё мельче. Нарезанные яйца добавьте к остальным составляющим салата. Лук нарежьте тонкими кольцами и смешайте с салатом. В заключение добавьте горошек, поперчите, посолите и заправьте все майонезом.

42 – **59864178914**

Требуется: 350 г маринованных грибов, 3яблока, 2луковицы, 3 ст. л. растительного масла, соль, маринованные оливки, красное вино.

Способ приготовления. Грибы нарежьте соломкой, лук – кольцами. Яблоки натрите на мелкой тёрке. Все перемешайте, добавьте 10 оливок, соль, растительное масло. Посыпьте салат мелко нашинкованным луком (нашинкованный лук имеет более нежный вкус, если его обдать кипятком). Подавайте блюдо с тонко нарезанным белым хлебом.

43 – **2186417198**

Требуется: 150 г солёных или маринованных грибов, 50 г репчатого или зелёного лука, 20 кубиков белого хлеба, растительное масло, зелень петрушки. Способ приготовления. Грибы мелко порежьте и соедините с мелко нашинкованным луком. Заправьте маслом. Нарежьте 20 мелких кубиков белого хлеба и обжарьте в растительном масле так, чтобы они остались мягкими. Добавьте обжаренный хлеб в салат. Можно предложить к салату зелень петрушки.

44 – **2190648194**

Требуется: 250 г помидоров, 250 г свежих грибов, 200 г картофеля, 2 зубчика чеснока, 2 красных перца, растительное масло, свежая зелень.

Способ приготовления. Грибы сварите, охладите и нарежьте соломкой. Картофель сварите в «мундире», очистите и нарежьте кубиками. Так же нарежьте помидоры. Соедините все овощи и добавьте к ним протёртый чеснок и очищенный, нарезанный перец. Хорошо перемешайте получившийся салат, добавьте соль и растительное масло. Посыпьте мелко нарезанной зеленью.

45 – **498641781**

Требуется: 150 г консервированных грибов, 1кочан салата, 3пучка редиса, 2помидора, 2 ст. л. солёного арахиса, растительное масло, соль, приправа, чёрный хлеб.

Способ приготовления. Салат нарежьте кусочками. Грибы и очищенный редис нарежьте тонкими дольками. С помидоров снимите кожицу и мелко нарежьте мякоть. Редис, грибы, салат, арахис и помидоры перемешайте. Добавьте соль и приправу. Поджарьте нарезанный на мелкие кубики чёрный хлеб и предложите отдельно.

46 – **598648712**

Требуется: 230 г варёной колбасы, 220 г картофеля, 6яиц, 120 г солёных огурцов, 2головки лука, 250 г майонеза, соль, перец.

Способ приготовления. Яйца и картофель отварите, охладите, очистите и нарежьте небольшими кубиками. Добавьте нарезанную кубиками колбасу, так же следует нарезать и солёные огурчики. Добавьте в салат мелко порезанный лук. Смешайте все продукты в одной посуде, посолите, поперчите и заправьте майонезом.

47 – **219641891**

Требуется: 150 г. сосисок, 200 г. картофеля, 5яиц, 100 г. солёных огурцов, 2 луковицы, 200 г майонеза, соль, 1 ст. л. сливочного масла.

Способ приготовления. Мелко нарежьте лук и обжарьте в сливочном масле. Отварите сосиски, очистите их от плёнки, нарежьте кружками. Картофель отварите, очистите и нарежьте кубиками. Яйца отварите, охладите в холодной воде, очистите от скорлупы и нарежьте их кубиками.

Нарежьте кубиками солёные огурцы, все компоненты смешайте. Посолите салат и заправьте майонезом.

48 – **264317284**

Требуется: 200 г. филе цыплёнка, 80 г варёных грибов, 200 г картофеля, 4яйца, 50 г солёных огурцов, 5 г горчицы, соль, перец, 30 г корня сельдерея, 200 г майонеза.

Способ приготовления. Отварите филе цыплёнка, охладите и мелко порежьте. Промытые и очищенные корни сельдерея нарежьте соломкой. Варёные грибы нарежьте ломтиками, а отваренные яйца и солёные огурцы нарежьте небольшими кубиками.

Смешайте все компоненты в глубокой посуде, посолите и поперчите салат. Заправьте всю массу майонезом, предварительно взбитым с горчицей.

49 – **5943120142**

Требуется: 200 г. варёной колбасы, 200 г. фасоли, 250 г. картофеля, 4яйца, 400 г. зелёных яблок, соль, 250 г. майонеза.

Способ приготовления. Отварите яйца и картофель, охладите и очистите. Нарежьте продукты тонкими ломтиками, смешайте с фасолью. Яблоки помойте, очистите от кожуры и нарежьте мелкими кубиками. Колбасу также нарежьте мелкими кубиками.

Смешайте все продукты, которые вы измельчили, засыпьте в смесь фасоль. Посолите салат и заправьте майонезом.

50 – **4786419**

Требуется: 200 г молодого картофеля, 250 г свежих огурцов, 6яиц, 100 г сладкого перца, 2яблока средней величины, 200 г варёного мяса курицы, соль, 250 г майонеза, зелень.

Способ приготовления. Молодой картофель отварите в кожуре, охладите, аккуратно снимите тонкую кожуру и нарежьте небольшими брусочками. Варёные яйца тоже порежьте. Свежие огурцы не нужно резать мелко, иначе они потеряют свой сок.

Сладкий перец промойте, очистите от семян, нарежьте тонкими брусочками. Яблоки очистите от кожицы и нарежьте кубиками. Куриное мясо отварите и нарежьте его тонкой соломкой.

Смешайте все компоненты салата, посолите его и заправьте майонезом. Зелень промойте холодной водой и мелко нашинкуйте. Уложите салат горкой в блюдо, вокруг горки насыпьте ароматную зелень.

51 – **498641**

Требуется: 250 г белого мяса птицы, 100 г цветной капусты, 150 г зелёного горошка, 200 г картофеля, 4яйца, 250 г майонеза, соль.

Способ приготовления. Отваренное белое мясо охладите и нарежьте тонкими ломтиками. Цветную капусту покрошите брусочками. Добавьте зелёный горошек. Отварите картофель и яйца, нарежьте эти продукты кубиками. Соедините все компоненты, посолите и заправьте майонезом.

52 – **898064198**

Требуется: 200 г маринованного филе рыбы, 150 г риса,

80 г оливок, 100 г изюма, 4яйца, соль, молоко. Для соуса: 100 г сметаны, 2яйца, 1 ч. л. сахарной пудры, 2 ч. л соли, 1 г корицы, 1 ч. л. уксуса.

Способ приготовления. Маринованное филе рыбы нарежьте тонкой соломкой. Отварите рис в подсоленном молоке, но не разваривайте его. Затем процедите рис и охладите. Яйца отварите и нарежьте кубиками. Соедините рыбу, рис и яйца в специальной посуде. Добавьте консервированные оливки, не забудьте слить жидкость. Изюм помойте и залейте кипятком. Поставьте на слабый огонь и кипятите в течение 2 мин. Процедите изюм, откиньте на дуршлаг и дайте воде стечь окончательно.

К основной массе салата добавьте изюм и посолите всю смесь.

Приступайте к приготовлению соуса. Яйца используйте охлаждённые, так их будет легче взбить с сахарной пудрой и солью. Для аромата добавьте размельчённую корицу. Смесь хорошенько взбейте, постепенно вливая уксус.

Взбейте полученную смесь с холодной сметаной и этим соусом заправьте салат.

53 – **4986417198**

Требуется: 150 г варёного мяса птицы, 100 г сои , 300 г рассыпчатого сваренного риса, 300 г майонеза, 1 ст. л. мелко нарезанной зелени петрушки и базилика, соль.

Способ приготовления. Мясо птицы и окорок нарежьте кусочками, смешайте с рисом и зеленью. Заправьте майонезом, добавьте соль и зелень.

54 – **6487418**

Требуется: 10 шт. замороженных шеек омаров, 7 огурцов, 1 ч. л. соли, сок одного лимона, несколько листьев салата, 1зубчик чеснока, 3 ст. л. растительного масла, по щепотке сахара и перца, 2яйца, сваренных вкрутую, укроп, 5 ст. л. майонеза, 100 г фасоли, 100 г маслин.
Способ приготовления. Разморозьте мясо омара. Мелко нарежьте огурцы. Промойте листья салата, разорвите на мелкие кусочки. Очистите чеснок, покрошите. Растительное масло смешайте с лимонным соком, растёртым чесноком, сахаром и перцем. Яйца нарежьте на 4 части. Мясо омаров, огурцы, салат, яйца, фасоль, маслины положите в салатницу и залейте масляным соусом. Тщательно перемешайте, добавив майонез и зелень.

55 – **4986418481**

Требуется: 200 г запечённой гусятины, 80 г моркови, 200 г картофеля, 5яиц, 150 г маслин, 100 г маринованных шампиньонов, 250 г майонеза, соль, 2 луковицы.

Способ приготовления. Отварите морковь, картофель и яйца. Охладите, очистите и нарежьте кубиками. Шампиньоны нарежьте дольками. Лук очистите и мелко нарежьте.

Запечённое филе гуся измельчите и соедините с остальными продуктами. Добавьте маслин, посолите. Заправьте майонезом и уложите салат горкой на блюдо. Украсьте фигурками из моркови и яиц.

56 – **7196483194**

Требуется: 100 г малосольной сельди, 200 г картофеля, 5яиц, 150 г солёных грибов, 150 г зелёного горошка, 100 г моркови, 250 г майонеза, соль, зелень.

Способ приготовления. Сельдь очистите от кожицы и костей, измельчите. Солёные грибы нарежьте небольшими дольками, соедините с сельдью.

Картофель, морковь и яйца отварите, очистите и порежьте соломкой. Добавьте эти продукты, а также зелёный горошек к общей массе. Посолите салат, заправьте майонезом. Уложите салат горкой на блюдо, посыпьте мелкой зеленью и украсьте грибочками и фигурками из яиц.

57 – **849316219061**

Требуется: 200 г белого мяса птицы, 200 г картофеля, 200 г зелёного горошка, 150 г маринованного винограда, 5яиц, зелень петрушки, соль, майонез.

Способ приготовления. Мясо курицы отварите в небольшом количестве подсоленной воды, охладите и нарежьте его тонкой соломкой. Отварите картофель и яйца. Очистите и измельчите продукты. Смешайте мясо, картофель и яйца, добавьте зелёный горошек и маринованный виноград. Зелень петрушки промойте и изрубите, затем добавьте в салат. Посолите салат и заправьте майонезом.

58 – **49868431901**

Требуется: 150 г кильки, 200 г картофеля, 3яйца, 3корня шпината, 100 г фасоли, 2луковицы, 3соленых огурца, 250 г майонеза, соль, перец.

Способ приготовления. Малосольную кильку переберите и очистите, удалите головы. Мелко порубите рыбу. Отварите картофель и яйца, очистите и нарежьте небольшими кубиками.

Фасоль лучше использовать консервированную. Откиньте фасоль на дуршлаг и дайте жидкости стечь. Лук очистите и мелко порубите. Солёные огурцы порежьте кубиками. Соедините все компоненты салата.

Корни шпината очистите, промойте и натрите на тёрке. Затем смешайте их с майонезом, перемешайте до равномерного растворения. Влейте майонез в приготовленные продукты и хорошенько перемешайте. Попробуйте салат, если необходимо – посолите его. Поставьте в холодильник на 2 ч.

59 – **219418014**

Требуется: 200 г филе индейки, 150 г риса, 120 г зелёного горошка, 100 г чернослива, 4яйца, 2лимона, 250 г майонеза, соль, перец.

Способ приготовления. Филе индейки отварите в небольшом количестве подсоленной воды. Дайте немного остыть и нарежьте тонкими ломтиками. Рис тщательно промойте, залейте холодной водой и варите до готовности. Откиньте его на мелкое сито, дайте стечь воде. Затем смешайте рис и нарезанное мясо в неметаллической посуде.

Чернослив переберите, промойте и залейте кипятком, поставьте на медленный огонь и кипятите в течение 3 мин. После чего охладите и удалите косточки. Чернослив измельчите острым ножом и добавьте к приготовленной массе.

Яйца отварите, очистите и мелко изрубите. Зелёный горошек откиньте на сито. Добавьте яйца и горошек к общей массе.

Из лимонов выжмите сок и добавьте его в майонез, перемешайте. Заправьте салат майонезом, тщательно перемешайте салат до получения однородной массы. Уложите его горкой на блюдо и украсьте несколькими горошинами и ягодами чернослива.

60 – **389641719**

Требуется: 200 г мяса курицы, 250 г риса, 4яйца, 200 г свежих огурцов, 100 г редиса, 100 г йогурта, 150 г майонеза, соль.

Способ приготовления. Мясо курицы отварите, охладите и измельчите. Рис тщательно промойте и варите в небольшом количестве подсоленной воды до готовности. Затем откиньте его на сито, промойте холодной водой.

Отварите яйца вкрутую, охладите и нарежьте небольшими кубиками.

Огурцы и редис промойте в холодной воде. Редис очистите от кожицы. Нарежьте овощи тонкой соломкой. Смешайте все компоненты салата. Йогурт взбейте с майонезом и приготовленным соусом заправьте салат, тщательно перемешайте салат, посолите. Уложите салат горкой в салатницу. Для украшения используйте редис и огурцы, из которых вы сможете вырезать самые разнообразные фигурки.

Сочетание майонеза и йогурта необычно и удивительно. Этот соус поразит вас своей лёгкостью и свежестью. Не упускайте возможности и добавляйте летом и осенью в салаты свежие овощи, в зимнее время года сделать это будет не так просто.

61 – **4986418**

Требуется: 150 г отварного мяса крабов, 200 г картофеля, 150 г морской капусты, 100 г оливок, 250 г майонеза, соль, кресс–салат, 1 ч. л. душистого перца.

Способ приготовления. Мясо крабов нарежьте тонкой соломкой. Картофель очистите и отварите в подсоленной воде. Слейте воду и на слабом огне немного подсушите сваренный картофель. Затем охладите и нарежьте маленькими кубиками. Морскую капусту откиньте на сито и измельчите.

Соедините вместе все приготовленные продукты в неметаллической посуде. В полученную смесь добавьте оливки и душистый перец, заправьте майонезом. Посолите. Все ещё раз тщательно перемешайте и уложите горкой в салатницу.

Листья кресс–салата промойте холодной водой, часть их измельчите и посыпьте мелкой зеленью вершину салатной горки. Остальные уложите целыми по краям блюда.

62 – **4986417189**

Требуется: 150 г консервированного тунца, 150 г риса, 100 г маринованных грибов, 60 г оливок, 2 луковицы, 250 г майонеза, 2 лимона, зелень мяты и сельдерея.
Способ приготовления. Рис отварите в небольшом количестве подсоленной воды. Затем откиньте на сито и промойте холодной водой, чтобы рис не склеился.

Оливки и грибы откиньте на дуршлаг. После того как они стекут, нарежьте их тонкими дольками. Высыпьте их в рис, тщательно перемешайте и добавьте измельчённый тунец.

Лук очистите, мелко порубите. Зелень сельдерея измельчите. Добавьте эти компоненты к общей массе.

Из лимонов выжмите сок и добавьте его в майонез, тщательно перемешайте. Приготовленным соусом заправьте салат. Уложите его горкой на блюдо, украсьте листьями мяты.

63 – **4978419184**

Требуется: 150 г копчёной рыбы, 180 г колбасы, 100 г моркови, 100 г солёных огурцов, 2луковицы, 100 г зелёного горошка, 200 г картофеля, 4яйца, 250 г майонеза, арахис, соль, чёрный перец.

Способ приготовления. Освобождённую от костей рыбу измельчите. Колбасу нарежьте кубиками, смешайте с рыбой в глубокой посуде.

Отварите морковь, картофель, яйца. Охладите и очистите, затем нарежьте небольшими кубиками.

Солёные огурцы нарежьте тонкими брусочками. Соедините вместе все продукты. Откиньте зелёный горошек на сито. Добавьте его к общей массе. Посолите и поперчите салат по своему вкусу, заправьте майонезом, положите арахис. Уложите его горкой в салатницу.

64 – **31841901**

Требуется: 150 г риса, 120 г кураги, 80 г изюма, 5яиц, 70 г маринованного винограда, 100 г яблок, 200 г сметаны, 3 ст. мёда.

Способ приготовления. Рис промойте и залейте небольшим количеством воды. Доведите до кипения, накройте крышкой и варите на медленном огне до готовности. Затем откиньте рис на сито и промойте холодной водой. Курагу и изюм промойте, залейте горячей водой, варите на слабом огне 3 мин. Слейте воду, немного подсушите сухофрукты.

Яблоки очистите от кожуры, нарежьте кубиками. Маринованный виноград откиньте на сито. Охлаждённую сметану взбейте с подогретым мёдом.

Соедините все приготовленные вами продукты и заправьте сметанным соусом. Уложите салат на блюдо и украсьте изюмом, курагой и ягодами винограда.

65 – **498741219301**

Требуется: 200 г креветок, 200 г картофеля, 3яйца, 2луковицы, 150 г оливок, 100 г моркови, 100 г маринованных шампиньонов, 200 г сметаны, 2лимона, соль.

Способ приготовления. Креветки отварите в подсоленной воде с луковицей, затем очистите. Измельчите их острым ножом.

Очистите и отварите картофель. Слейте воду и подсушите картофель на слабом огне. Дайте ему остыть и нарежьте небольшими кубиками. Отварите яйца, очистите и порежьте тонкими дольками.

Оливки и шампиньоны откиньте на сито. Морковку отварите, очистите и измельчите. Смешайте все компоненты салата, посолите.
Сметану охладите и смешайте с соком одного лимона. Лимонный соус тщательно взбейте и заправьте им салат. Уложите салат на блюдо и украсьте тонко нарезанным лимоном.

66 – **986412198**

Требуется: 100 г сельди, 120 г кальмаров, 150 г маринованных лисичек, 250 г макарон, 4яйца, 100 г цветной капусты, 100 г солёных огурцов, соль. Для соуса: 2яйца, 2 ч. л. сахарной пудры, 3 ч. л. соли, 5 горошин душистого перца, 2 ч. л. уксуса, 20 г растительного масла, кориандр.

Способ приготовления. Сельдь очистите и удалите косточки. Нарежьте её мелкими кусочками. Кальмары отварите в подсоленной воде в течение 5 мин. Затем очистите и нарежьте их небольшими брусочками. Цветную капусту порубите, измельчите маринованные лисички.

Отварите в солёной воде макароны, откиньте их на дуршлаг. Отварите яйца, очистите и измельчите их. Солёные огурцы нарежьте кубиками. Соедините все компоненты и посолите салат.

Приготовьте соус. Для этого нужно взбить охлаждённые яйца с сахарной пудрой и солью. Добавьте специи и уксус и взбивайте соус до образования густой белой пены. Не переставая мешать, влейте тонкой струйкой растительное масло. После этого немного охладите соус и заправьте им салат.

67 – **81906431901**

Требуется: 100 г сельди, 150 г риса, 80 г фисташек, 100 г моркови, 2 ст. л. базилика, 3 ст. л. мускатного ореха, 5яиц, 150 г маринованных шампиньонов, соль, душистый перец, листья салата. Для соуса: 200 г сливок, 2 ст. л. винного уксуса, 2 ст. л. орехового масла, 2 ч. л. соли, 2 ч. л. сахарной пудры.

Способ приготовления. Сельдь очистите от костей и мелко нарежьте. Рис хорошо промойте и залейте водой. Доведите его до кипения, накройте крышкой и варите на слабом огне до готовности. После чего откиньте рис на сито, промойте холодной водой, смешайте с сельдью, посолите и поперчите. На дно салатницы выложите эти продукты.

Отварите морковь и яйца. Охладите и очистите их, затем мелко нарежьте. Засыпьте морковь и яйца в отдельную посуду. Добавьте измельчённый базилик, мускатный орех и маринованные шампиньоны. Все перемешайте, посолите и поперчите.

Охлаждённые сливки взбейте с сахарной пудрой и солью. Не переставая взбивать, влейте винный уксус. Затем осторожно добавьте ореховое масло. Хорошо перемешайте соус и заправьте вторую часть салата. Уложите ее поверх слоя из сельди и риса. Украсьте все зеленью.

68 – **498641819**

Требуется: 0,8 кг кальмаров, 4 яйца, 3луковицы неострых сортов, 1упаковка крабовых палочек, 1банка майонеза.

Способ приготовления. Отварите тушки кальмаров в подсоленной воде, очистите от плёнок и нарубите кусочками средней величины. Лук нашинкуйте полукольцами и сполосните в нескольких водах, чтобы ушла вся горечь. Крабовые палочки и яйца порубите: яйца – мелко, палочки – крупнее. Смешайте все ингредиенты и заправьте майонезом. К этому замечательному салату лучше всего подать белое мускатное вино.

69 – **51951731914**

Требуется: 2 корня сельдерея, 4 картофелины, 3 ст. л. нарезанных маринованных шампиньонов, 2вареных яйца, 2соленых огурца, 2 ст. л. майонеза, 1 ч. л. горчицы, соль.

Способ приготовления. Картофель отварите в «мундире», очистите и нарежьте мелкими кубиками. Корень сельдерея натрите на тёрке, яйца и огурцы мелко нарежьте. Перечисленные компоненты смешайте с шампиньонами, заправьте соусом из майонеза, горчицы и соли.

70 – **898064191**

Требуется: 150 г макарон, 2 зубчика чеснока, 1луковица, 100 мл растительного масла, 50 мл винного уксуса, 50 г анчоусов, 50 г маслин, соль, вода.

Способ приготовления. Отварите макароны. Измельчите луковицу и чеснок и поджарьте в растительном масле. Пока жарится лук, смешайте винный уксус, растительное масло, перец, соль. Смесь доведите до кипения.

Смешайте анчоусы с очищенными от косточек и нарезанными маслинами.

Слейте воду из макарон, разложите их по тарелкам. Соедините горячие приправы, полейте ими макароны. Разложите анчоусы с маслинами.

71 – **4986917148**

Требуется: фрукты из домашних компотов – абрикосы, груши, яблоки, 3 свежих яблока, 3 апельсина, 2 киви, 100 г винограда, 100 г молотых орехов, 250 г сметаны, 150 г сахара.

Способ приготовления. Фрукты из компотов нарежьте кубиками, положите на дно большого блюда. Можно слоями. Уложите слой яблок. Виноград разрежьте на половинки и положите поверх яблочного слоя. Потом слой нарезанных кубиками апельсиновых долек и киви. Каждый слой обильно полейте сметаной, взбитой с сахаром. Сверху посыпьте салат орехами.

Для приготовления фруктового салата желательно пользоваться острым ножом, чтобы из фруктов вытекало меньше сока. Готовить их необходимо непосредственно перед употреблением.

72 – **54864197**

Требуется: хлеб круглой формы, 2 отварные картофелины, 2 солёных огурца, 3яйца, 80 г горошка, 100 г маринованных грибов, 200 г отварного мяса, 100 г сметаны, 3 ст. л. майонеза, соль, перец.

Способ приготовления. У круглого хлеба срежьте верх и уберите хлебный мякиш. В эту хлебную корзинку положите начинку. Для начинки нарежьте мелко мясо, огурцы, яйца, грибы, добавьте горошек и залейте сметаной и майонезом. Посолите и приправьте по своему вкусу. Корзинку с начинкой обильно посыпьте тёртым сыром и ненадолго поставьте в духовку. Как только сыр расплавится и покроет корзину аппетитной корочкой – вынимайте салат. Подавайте к столу остывшим и украшенным зеленью.

73 – **4916487178**

Требуется: 350 г свежей белокочанной капусты, 3стакана нарезанных спелых абрикосов, 2 киви.

Способ приготовления. Нашинкуйте капусту и перемешайте с абрикосами. Подавайте с фруктовым соусом и отдельно нарезанным киви.

74 – **5196418194**

Требуется: 125 г йогурта, 3яблока, 5 ст. л. овсяных хлопьев, 2 ст. л. тёртых орехов, 1 ст. л. изюма. Способ приготовления. Овсяные хлопья залейте небольшим количеством холодной кипячёной воды на 15–20 мин. Яблоки очистите от кожуры и натрите на крупной тёрке. Тёртые яблоки переложите в салатницу Овсяные хлопья отожмите от воды и переложите в яблочную массу. Добавьте тёртые орехи. Изюм хорошо промойте и замочите на 15 мин в горячей воде. Подготовленный изюм переложите в салатницу. Продукты перемешайте и залейте йогуртом.

ПЕРВЫЕ БЛЮДА

75 – **47921431948**

Требуется:1,8 кг свежей капусты, 5 картофелины, 1–2луковицы, 1–2моркови, 1свекла, 0,5 лимона, лавровый лист, соль, перец, зелень петрушки.

Способ приготовления. Все овощи нарежьте соломкой, сложите в кастрюлю, залейте кипящей водой, посолите, добавьте сок лимона, перец, лавровый лист, зелень петрушки.

76 – **498741818145**

Требуется: 2 банки рыбных консервов в масле, 1–1,5 кг свежей капусты, 6 картофелин, 1луковица, 1–2моркови, 1свекла, лавровый лист, 2–3 ст. л. растительного масла, соль, перец, 100 г сметаны или майонеза «Провансаль», зелень петрушки.

Способ приготовления. Налейте в кастрюлю холодной воды, доведите до кипения, подсолите, добавьте очищенный и нарезанный ломтиками картофель. Нашинкуйте мелко свежую капусту и выложите в кастрюлю. Очищенный лук спассеруйте на растительном масле до золотистого цвета, добавьте мелко нарезанную морковь, смешайте и жарьте на масле несколько минут. Выложите полученную смесь в кастрюлю с овощами, дайте закипеть. Свёклу очистите от кожуры, мелко нашинкуйте и выложите на разогретую сковороду, смазанную растительным маслом, добавьте кипячёной воды и тушите под закрытой крышкой до готовности. Откройте банку консервов и аккуратно выложите её содержимое в кастрюлю с овощами, перемешайте, дайте закипеть. Положите в кастрюлю лавровый лист, добавьте перец, подсолите, заправьте свёклой и зеленью петрушки. Снимите кастрюлю с огня. Борщ «Атлантический» можно подавать к столу как в холодном, так и в горячем виде, заправив сметаной или майонезом «Провансаль».

77 – **2987412019**

Требуется: 500 г мяса птицы , 2 луковицы, 3 моркови, 1свекла, 0,5–1 кг свежей капусты, 2 ст. л. сливочного масла,
0, 5 лимона, 100 г сметаны, зелень укропа, лавровый лист, соль, перец, 3–4картофелины.

Способ приготовления. Разделите тушку птицы, промойте, выложите в глубокую кастрюлю, залейте водой, поставьте на сильный огонь, доведите до кипения, посолите, оставьте вариться на медленном огне. Когда мясо птицы будет почти готово, выньте его из кастрюли, отделите мясо от костей. Мелко нарезанный лук спассеруйте в масле, добавьте мелко нарезанную морковь, влейте немного бульона и потушите. Свёклу сварите или испеките в духовке, затем очистите от кожуры и натрите на крупной тёрке. Нашинкуйте мелко капусту, нарежьте кубиками картофель. Заложите капусту и картофель в бульон. За несколько минут до снятия с огня заправьте бульон тушёными овощами и свёклой, добавьте сок лимона, выложите филе мяса птицы. Посолите, поперчите, добавьте лавровый лист. При подаче к столу заправьте сметаной, украсьте зеленью укропа.

78 – **01931189**

Требуется: 9 картофелин, 1 морковь, 1–2 луковицы, 300 г свекольной ботвы, 200 г свежего гороха, 2 ст. л. растительного масла, 100 г сметаны, 2–3 яйца, соль, зелень петрушки, укропа.

Способ приготовления. Вскипятите воду, положите туда мелко порезанную свекольную ботву, дайте закипеть, затем добавьте нарезанный кубиками картофель. Спассеруйте мелко нарезанные лук и морковь и варите до готовности. За несколько минут до окончания варки посолите, заправьте хорошо взбитыми яйцами. Перед подачей к столу заправьте борщ сметаной и украсьте зеленью.

79 – **014214912**

Требуется: 75 г белых сушёных грибов, 100 г варёного чернослива, 3–4 шт. варёной или печёной свёклы, 4–5картофелин, 1–2 моркови, 2 луковицы, 4 ст. л. томатной пасты, 2 ст. л. растительного масла, 1 ст. л. сахара, 1 ст. л. уксуса, соль, перец, лавровый лист, зелень укропа или петрушки, 100 г сметаны.

Способ приготовления. Замочите грибы в воде на час, затем хорошо промойте холодной водой и сварите их в большом количестве воды. Процедите отвар, а грибы нарежьте соломкой. Добавьте нарезанный кубиками картофель, дайте закипеть, затем заправьте спассерованными с томатной пастой овощами. Посолите, поперчите, добавьте лавровый лист, уксус и сахар. Перед снятием с огня выложите в кастрюлю нарезанные соломкой грибы. Отдельно сварите чернослив и отделите его от косточек. Перед подачей к столу добавьте в каждую тарелку чернослив, заправьте сметаной и украсьте зеленью.

80 – **4986418**

Требуется: 500 г свёклы, корни петрушки и сельдерея, 250 г сметаны, 2 ст. л. молока, 1–2 ст. л .муки, 4–5картофелин, 2–3 зубчика чеснока, 4–5яиц, 1–2 ст. свекольного кваса, соль, перец.

Способ приготовления. Овощи вымойте, нарежьте тонкими ломтиками, залейте горячей водой, посолите и варите до мягкости. Обжарьте муку, затем разведите в небольшом количестве молока и влейте в бульон. После закипания влейте свекольный квас, заправьте сахаром и чесноком, растёртым с солью. Перемешайте со сметаной. Подайте отдельно в качестве гарнира отварной картофель или сваренные вкрутую яйца.

81 – **319314819**

Требуется: 3свеклы, 6 картофелин, 4 ст. л. сливочного масла, 2 луковицы, 2–3 моркови, 2 яблока, 2–3 ст. л. муки, 3–4 ст. л. томатной пасты,

200 г сметаны, зелень петрушки, сахар, соль.

Способ приготовления. Нарежьте соломкой картофель и опустите в кипящую воду, добавьте соль, сахар, мелко нарезанный, пассерованный в масле лук и натёртую на крупной тёрке морковь. Когда картофель сварится до готовности, выложите в овощной бульон натёртую на крупной тёрке печёную свёклу и мелко нарезанное яблоко. Доведите до кипения и заправьте томатной пастой. Перед подачей к столу положите в каждую тарелку ложку сметаны и обильно посыпьте зеленью петрушки.

82 – **38941481**

Требуется: 700 г мяса птицы, 400 г белокочанной капусты, 80–90 г свиного сала, 2–3 свёклы, 3 ст. л. томатной пасты, 6–8 картофелин, 200–300 г муки, 2 яйца, 1–2 луковицы, 2 моркови, перец, соль, лавровый лист, 1 ст. л. сахара, 100 г сметаны.

Способ приготовления. Обработайте мясо птицы, залейте холодной водой, варите на слабом огне до готовности. Крупно нашинкуйте капусту, выложите её в кастрюлю с мясом. Затем спассеруйте на сале лук с мукой, морковь и свёклу, добавьте томатную пасту, сахар, потушите и заправьте бульон. Положите в кипящий борщ нарезанный кубиками картофель, добавьте по вкусу соль, перец, лавровый лист. Приготовьте тесто для галушек. Смешайте яйцо, стакан бульона, муку, добавьте соль, перец. В готовый борщ столовой ложкой опустите галушки. Борщ снимите с огня, когда галушки будут готовы. Перед подачей к столу заправьте борщ сметаной.

83 – **5489163191**

Требуется: 1000 г потрохов, 3 свёклы, 4 картофелины, 200 г кулинарного жира, 2 луковицы, 2 моркови, 700 г хлебного кваса, 2–3 ст. л. томатной пасты, 100 г сметаны, зелень петрушки или укропа, соль, перец, лавровый лист.

Способ приготовления. Сварите потроха в глубокой кастрюле с половиной овощей. Процедите бульон и порежьте потроха. Нарежьте свёклу соломкой, добавьте томатную пасту, хлебный квас, соль и тушите до готовности. Нашинкованные лук и морковь слегка обжарьте в жире. Выложите в бульон нарезанные капусту и картофель, дайте закипеть, добавьте тушёную свёклу и пассированные овощи, соль, перец, лавровый лист и варите до готовности. Перед подачей к столу заправьте сметаной и положите в каждую тарелку потроха, обильно посыпьте зеленью.

84 – **319484312**

Требуется: 5 свёкл, 3 ст. л. кулинарного жира, 2–3 ст. л. муки, 2 л. мясного бульона, 1–2 лимона, зелень петрушки.

Способ приготовления. Очистите свёклу от кожуры, нарежьте соломкой, обжарьте в жире и добавьте муку. Затем влейте бульон и варите до готовности свёклы. Процедите бульон, свёклу протрите через сито и добавьте лимонный сок. Перед подачей к столу украсьте зеленью петрушки.

85 – **498710641**

Требуется: 1 банка рыбных консервов в томате, 1–1,5 кг свежей капусты, 3–4 картофелины, 1луковица, 1–2 моркови, 1–2 ст. л. растительного масла, лавровый лист, соль, перец, зелень петрушки.

Способ приготовления. Налейте в кастрюлю холодной воды, доведите до кипения, подсолите, добавьте нарезанный кубиками, предварительно очищенный и промытый картофель. Нашинкуйте мелко свежую капусту, добавьте к картофелю. Спассеруйте мелко нарезанный лук на растительном масле, добавьте нашинкованную соломкой морковь, обжарьте немного, влейте воды и потушите. Заправьте овощной бульон тушёными луком и морковью. Дайте закипеть. В кипящий бульон выложите рыбные консервы, положите лавровый лист, добавьте перец, соль по вкусу, а также крупно порезанную зелень петрушки. Накройте кастрюлю крышкой и снимите с огня. Рыбные щи можно подавать к столу как в горячем, так и в холодном виде.

86 – **49864101981**

Требуется: 120 г сушёных грибов, 250 г квашеной капусты, 1луковица, 2 ст. л. растительного масла, зелень петрушки, 2–3 картофелины, перец, соль, 2 ст. л. томатной пасты.

Способ приготовления. Грибы залейте горячей водой и поставьте на несколько минут отмокать. Квашеную капусту залейте тёплой водой, отожмите. Сложите в кастрюлю и залейте кипящей водой, положите томатную пасту, закройте крышкой и тушите на медленном огне. Спассеруйте мелко нарезанный лук на растительном масле, добавьте отжатые, мелко нарезанные грибы. Переложите в кастрюлю с капустой, влейте ещё воды и оставьте вариться на медленном огне. Очищенный, промытый картофель порежьте кубиками и добавьте к капусте с грибами, варите на медленном огне до готовности. Положите перец, соль, крупно нарезанную зелень петрушки, снимите с огня.

87 – **49867121901**

Требуется: 450 г рыбного филе, по 250 г щавеля и шпината, 1морковь, 1 луковица, 2 ст. л. муки, 2 ст. л. растительного масла, 2 яйца, соль, перец горошком, лавровый лист, зелёный лук.

Способ приготовления. Переберите и тщательно промойте листья шпината и щавеля, отварите и вместе с отваром протрите через сито. Слегка обжарьте мелко нашинкованный лук и морковь, за несколько минут до окончания жаренья посыпьте мукой. Разведите овощи горячей водой в нужной для супа пропорции. Добавьте пюре щавеля и шпината, лавровый лист, зелень, перец горошком, соль. Все прокипятите несколько минут. Нарезанное некрупными кусками филе рыбы посолите, поперчите, обваляйте предварительно каждый кусок в муке и обжарьте. Перед подачей к столу положите в каждую тарелку по куску рыбы, по половинке сваренного вкрутую яйца и нарезанный зелёный лук.

88 – **2193198194**

Требуется: 900 г осетрины, 6 картофелин, 800 г свежей капусты, 1репа, 2 моркови, 1–2 луковицы, 3–4 ст. л. томатной пасты, 3 ст. л. кулинарного жира, соль, перец, лавровый лист, зелень петрушки.

Способ приготовления. Ошпарьте рыбу, очистите и хорошо промойте её, затем опустите в кипяток и варите до готовности. Ошпаренные и очищенные головы без жабр и глаз, а также хвосты и плавники положите в кастрюлю, залейте холодной водой и сварите бульон. Снятую с варёных голов мякоть соедините с кусками варёной рыбы. Нарежьте капусту и положите её в рыбный бульон, затем добавьте нарезанный соломкой картофель, лавровый лист, перец, соль. Овощи нарежьте соломкой и спассеруйте в жире с томатной пастой, выложите в кастрюлю с капустой и картофелем. Кусочки рыбы выложите в горшочки и залейте щами, заправьте сметаной и украсьте зеленью петрушки.

89 – **91481131948**

Требуется: 2 ст. солёных грибов, 150 г сушёных грибов, 1 ст. нашинкованной квашеной капусты, 1 морковь, 2 ст. л. растительного масла, 100 г сметаны, 1. ст. л. брынзы, зелень и корень петрушки, соль, перец.

Способ приготовления. Сушёные грибы замочите в тёплой воде и дайте постоять. Затем отожмите, мелко нашинкуйте и варите на медленном огне. Затем добавьте солёные грибы, квашеную капусту, нарезанную ломтиками морковь, варите до готовности. Затем влейте растительное масло, добавьте мелко нарезанные корни петрушки, соль и перец по вкусу. Перед подачей к столу заправьте сметаной с брынзой и украсьте зеленью петрушки.

90 – **319481919400**

Требуется: 650 г свежей стерляди, 120 г солёных огурцов, 2–3помидора, 2луковицы, 2 ст. л. растительного масла, соль, перец, лавровый лист, зелень петрушки, 2 ст. л. томатной пасты, маслины.

Способ приготовления. Разделайте рыбу, удалите кости. Из головы и костей приготовьте слабосолёный бульон. Спассеруйте мелко нарезанный лук, добавьте томатную пасту, затем выложите филе рыбы, нарезанное крупными кусками. Далее добавьте в кастрюлю нарезанные соломкой огурцы, помидоры, лавровый лист, перец, соль. Перед подачей к столу добавьте к каждой порции маслины, украсьте зеленью петрушки.

91 – **519481319061**

Требуется: 600 г филе любой морской рыбы, 3луковицы, 1–2моркови, 2 ст. л. томатной пасты, 100 г сметаны, 0,5 лимона, 150–200 г солёных огурцов, 50—100 г морской капусты, соль, перец, лавровый лист, зелень петрушки.

Способ приготовления. Промойте филе рыбы, приготовьте из него слабосолёный бульон. Выньте рыбное филе из бульона, слегка обжарьте. Спассеруйте крупно нарезанные лук и морковь с добавлением томатной пасты. Залейте обжаренное филе рыбы бульоном, добавьте лук и морковь, крупно нарезанные солёные огурцы и морскую капусту. Через несколько минут добавьте лавровый лист, соль, перец. Подавайте к столу со сметаной или лимоном без кожуры, украсьте зеленью.

92 – **498641219401**

Требуется: 900 г любой дальневосточной рыбы, 3 луковицы, 50 г солёных огурцов, 2 ст. л. томатной пасты, 2 ст. л. сливочного масла, лавровый лист, перец горошком, 0,5 лимона, соль, маслины или оливки, зелень петрушки.

Способ приготовления. Нарежьте рыбу крупными кусками, залейте холодной водой, доведите до кипения, удалите накипь, посолите и варите на слабом огне. Затем осторожно извлеките рыбу из бульона. Нашинкованный тонкими ломтиками репчатый лук слегка обжарьте на сливочном масле, через несколько минут добавьте томатную пасту. Очистите солёные огурцы от кожуры и порежьте их тонкими ломтиками. Опустите в кипящий бульон подготовленные овощи и специи, затем выложите рыбное филе, доведите до кипения и снимите с огня. При подаче в каждую тарелку положите кусок рыбы, несколько кружочков очищенного от кожуры лимона и несколько маслин или оливок, украсьте зеленью петрушки.

93 – **498641819**

Требуется: 350 г осетрины, 2 моркови, 1луковица, 120 г солёных огурцов, 120 г помидоров, 1 ст. л. томатной пасты, 2 ст. л. растительного масла, 0,5 лимона, зелень петрушки, маслины или оливки, корни петрушки.

Способ приготовления. Нарежьте морковь и петрушку тонкими ломтиками, лук нашинкуйте и спассеруйте. В кипящий бульон выложите спассерованные коренья, доведите до кипения. Заложите мелко нарезанные солёные огурцы, маслины или оливки, рыбу, разделённую на порционные кусочки, и доведите до готовности. В конце варки добавьте помидоры, нарезанные кружочками. Солянку подайте к столу с лимоном, посыпав зеленью петрушки.

94 – **4986418**

Требуется: 900 г свежих шампиньонов, 7 солёных огурцов, 2–3луковицы, 100 г маслин, 3 ст. л. томатной пасты, 150 г сметаны, лимон, зелень петрушки и укропа, соль, перец.

Способ приготовления. Промойте холодной водой шампиньоны, залейте их водой и варите до готовности. Затем отвар процедите. Спассеруйте нарезанный лук в растительном масле, добавьте томатную пасту. Отваренные грибы, пассерованный лук и нарезанные соломкой огурцы положите в процеженный бульон, добавьте соль, перец и варите несколько минут. Перед подачей к столу украсьте долькой лимона и заправьте сметаной.

95 – **3648189181**

Требуется: 450 г птицы, 2 л воды, 1 луковица, 1 морковь, 1 ст. л. сливочного масла, зелень петрушки и сельдерея, перец, 150 г тёртого сыра, лавровый лист, соль.

Способ приготовления. Приготовьте прозрачный бульон из птицы, добавьте соль, перец.

Мясо птицы отделите от костей, порежьте небольшими кусочками, разложите по тарелкам.

Макароны отварите отдельно, чтобы бульон не потерял прозрачности. Корень сельдерея и морковь порежьте кубиками, помидоры – дольками.

Положите в тарелки сырые овощи, макароны. Залейте все бульоном. Добавьте порубленную зелень укропа и петрушки.

96 – **49864131840**

Требуется: 450 г птицы, 250 г моркови, 1лимон, 120 г картофеля, 3зубчика чеснока, 2 крупные луковицы, 1 ст. л. сливочного масла, зелень, соль по вкусу.
Способ приготовления. Приготовьте бульон из птицы, процедите его. Отварите картофель целиком, разомните его с мелко порезанным чесноком. Подогрейте бульон, положите в него полученную массу и обжаренные до золотистого цвета в масле лук, морковь. Добавьте зелень, соль.

97 – **498641719401**

Требуется: 450 г птицы, 3луковицы, 1морковь, 2 л воды, зелень укропа, 4желтка яйца (на 4 порции), соль.

Способ приготовления. Приготовьте из птицы бульон, периодически снимая пену и жир. Процедите его. Мелко порежьте лук, морковь, зелень укропа. Разложите по бульонным чашкам овощи, зелень, сырой желток. Залейте охлаждённым до 80 °С бульоном.

98 – **519616319401**

Требуется: 350 г птицы, 1 луковица, 4 картофелины, 1 морковь, зелень петрушки, ст. сметаны, соль, 20 г хрена.

Способ приготовления. Разделите курицу (или другую птицу) на 4 части и залейте холодной водой. Доведите до кипения, снимите пену и варите бульон ещё 1 час на слабом огне. Положите мелко порезанные морковь, картофель, лук, добавьте тёртый хрен, посолите и доведите до готовности.

Подайте к столу с рубленой зеленью, заправьте сметаной.

99 – **498641019**

Требуется: 550 г индейки, 2,5 л воды, 3 моркови, 2 головки репчатого лука, 1 ст. л. сливочного масла, 3яйца, 0,5 стакана молока, зелень, соль.

Способ приготовления. Приготовьте прозрачный бульон из индейки. Мелко нарежьте морковь, лук и положите в бульон. Посолите, добавьте зелень.

Приготовьте омлет, нарежьте довольно крупными ромбиками, положите в каждую тарелку по одному кусочку и залейте бульоном. Подайте к столу с солёным печеньем.

100 – **214982891**

Требуется: 550 г птицы, 2,5 л воды, 75 г риса, 0,5 лимона, лавровый лист, соль, зелень укропа, лук–порей, 1 ст. л. сливочного масла.
Способ приготовления. Порежьте птицу на кусочки и поджарьте их в масле до образования золотистой корочки. Предварительно посолите каждый кусочек и смажьте лимонным соком. Опустите обжаренные кусочки птицы в кипящий бульон. Положите лавровый лист, соль, отдельно отваренный рис, зелень. Подайте к столу со сметаной или майонезом.

101 – 4**98641719819**

Требуется: 480 г птицы, 2,5 л воды, 80 г свежих грибов, 1морковь, 1луковица, лавровый лист, сельдерей, петрушка, соль, 3 ст. л. сливочного масла, перец, 100 г картофеля.

Способ приготовления. Приготовьте бульон из птицы. Процедите его. Нарежьте картофель и морковь кубиками, положите в бульон. На сливочном масле обжарьте мелко порезанный лук и натёртую на тёрке морковь. Добавьте в бульон. Положите лавровый лист, соль.
Грибы отварите отдельно.

Перед тем как подавать бульон, положите порезанные на мелкие кусочки мясо птицы, варёные грибы, зелень.

102 – **49864101914**

Требуется: 650 г птицы, 250 г куриной печени, 1морковь, 1луковица, зелень, соль, 2 ст. л. сливочного масла, 2 л воды, 2 ст. л. сметаны, перец.

Способ приготовления. Влейте в кастрюлю 2 л холодной воды, добавьте птицу, разрезанную на куски. Затем (после закипания воды) убавьте огонь и положите куриную печень, тщательно промытую заранее. Зелень свяжите ниткой и положите в бульон, когда он почти готов. Выньте зелень через несколько минут.

Обжарьте лук и морковь на сливочном масле, положите в бульон. Добавьте соль по вкусу.

Когда куриная печень будет готова, выньте её из бульона, охладите, дважды пропустите через мясорубку, чтобы паштет получился воздушным. Добавьте немного бульона и сливочного масла, посолите, поперчите, разомните желток варёного яйца и положите в паштет. Тщательно все перемешайте.

Разрежьте булку тонкими ломтиками, намажьте их паштетом. Подайте к бульону.

103 – **4986417184**

Требуется: 350 г птицы, 2,5 л воды, 2 луковицы, 2 картофелины, 1морковь, 5 горошин перца, лавровый лист, зелень укропа, соль, 1 ст. л.

сливочного масла. Для клёцек: 4 ст. л. муки, 1 ст. л. сливочного масла, 1 яйцо, 1 ст. л молока, немного соли.

Способ приготовления. Приготовьте прозрачный бульон. Положите картофель и клёцки в кипящий бульон. За 10 минут до готовности добавьте обжаренные на масле морковь, лук, затем положите лавровый лист, душистый перец, зелень, посолите.

Для приготовления клёцек возьмите муку, немного молока, сливочного масла, 1 яйцо, чуть–чуть соли и замесите тесто, по густоте напоминающее сметану. Захватывайте понемногу краем горячей ложки тесто и опускайте в кипящий бульон. Не забудьте после этого накрыть бульон крышкой на 3–4 минуты.

Разлейте бульон по тарелкам и засыпьте рубленой зеленью, заправьте сметаной.

104 – **47864181814**

Требуется: 400 г потрохов кур или гуся, 50 г лапши, 2головки репчатого лука, 2 моркови, 2–3 картофелины, 2 ст. л. сливочного масла, 100 г репы, 2 зубчика чеснока, 2 гвоздики, зелень петрушки, соль.

Способ приготовления. Приготовьте бульон из потрохов, процедите его. Положите порезанный картофель, лапшу, репу, пассерованный лук, морковь, гвоздику. Посолите. Добавьте измельчённый чеснок, рубленую зелень петрушки.

105 – **4184110618**

Требуется: 350 г птицы, 3луковицы, 2 ст. л. сливочного масла, 1 ст. л. муки, 100 г сыра, лавровый лист, соль, зелень сельдерея и петрушки.

Способ приготовления. Залейте птицу холодной водой, доведите до кипения и варите до готовности. На сковороде растопите сливочное масло и обжарьте лук до золотистого цвета. Добавьте 1 ст. л. муки и тоже обжарьте её, постоянно помешивая. Положите в бульон. За несколько минут до готовности положите лавровый лист, посолите. Подайте к столу с тёртым сыром, рубленой зеленью сельдерея и петрушки.

106 – **4896410194**

Требуется: 350 г птицы, 2,5 л воды, 3 луковицы, 50 г картофеля, 60 г гороха, зелень укропа, 1 ст. л. сливочного масла, перец, соль.

Способ приготовления. Порежьте птицу на куски, залейте холодной водой, доведите до кипения и варите на медленном огне до готовности.

Положите горох, мелко порезанный картофель. Обжарьте лук на сливочном масле и положите в бульон. Добавьте соль, перец по вкусу, зелень.

107 – **498641017**

Требуется: 250 г индейки или курицы, 150 г картофеля, 120 г лука реп-

чатого, 50 г сухих грибов, лавровый лист, 1яйцо, 1 ст. л. сливочного масла, зелень, соль.
Способ приготовления. Замочите грибы в холодной воде. Мелко нарежьте картофель, лук.

Положите в кастрюлю индейку, грибы и лавровый лист, залейте холодной водой и варите 50 минут. Добавьте нарезанный кубиками картофель. За 10 минут до конца варки положите в бульон спассерованный лук. Посолите. Подайте к столу с рубленой зеленью и измельчённым варёным яйцом.

108 – **49641012**

Требуется: 650 г птицы, 3 картофелины, 1луковица, 2 л воды, 2 крупных помидора, 1 корень петрушки, 1 ст. л. топлёного масла, 100 г сыра, 0,2 г шафрана, перец, соль.

Способ приготовления. Приготовьте прозрачный бульон, процедите его. 11сложите мелко нарезанный картофель.

Обжарьте в топлёном масле измельчённые лук, корень петрушки, помидоры, с добавлением шафрана. Положите все в бульон. Посолите, поперчите. Подайте к столу с рубленой зеленью и тёртым сыром.

109 – **5987143190**

Требуется: 550 г птицы, 1,5–2 л воды, 3 луковицы, 2моркови, 300 г шампиньонов, 2 ст. л. сливочного масла, зелень укропа и петрушки, соль.

Способ приготовления. Приготовьте прозрачный куриный бульон. Очистите яблоки от шкурки и сердцевины, мелко порежьте. Измельчите лук.

Обжарьте на разогретой сковороде лук и яблоки, положите в бульон. За 15 минут до готовности добавьте зелёный горошек.
Перед подачей к столу заправьте суп сливками. Посолите, поперчите.
110 – 47964121931

Требуется: 350 г птицы, 2 л воды, 1луковица, 1морковь, 300 г шампиньонов, 2 ст. л. сливочного масла, зелень укропа и петрушки, соль.

Способ приготовления: Приготовьте бульон, процедите его. Мелко порежьте лук, грибы. Потрите на мелкой тёрке морковь.

Растопите на сковороде сливочное масло. Обжарьте грибы и овощи. Добавьте 1 ст. бульона и потушите 30–40 минут. Положите все в суп вместе с рубленой зеленью укропа и петрушки.

В тарелки добавьте по ломтику лимона.

111 – **49864171914**

Требуется: 450 г птицы, 4 картофелины, зелень петрушки, 180 г баклажанов, 100 г кабачков, 110 г свежих грибов, 3 зубчика чеснока, 2,5–3 л воды, 2 ст. л. томатной пасты, 50 г грецких орехов, 100 г сыра, 1 ст. л.

муки и сливочного масла.

Способ приготовления. Приготовьте бульон, снимая пену и лишний жир. Положите в бульон нарезанные грибы, кабачки, картофель, баклажаны и варите до готовности. Обжарьте в масле муку, добавьте томатную пасту. Через 2–3 минуты положите полученный соус в суп. Разлейте по тарелкам.

Подайте с измельчённым чесноком, тёртыми грецкими орехами и сыром. Посыпьте рубленой зеленью петрушки.

ВТОРЫЕ БЛЮДА

112 – **41931481910**

Требуется: 1 курица, 2 стакана пшена, 250 г тыквы, 100 г столового маргарина, 1 луковица, 1 морковь, соль.

Способ приготовления. Курицу отделите от костей, нарежьте кусочками и обжарьте на маргарине с луком и морковью. Тыкву нарежьте маленькими кубиками и смешайте с промытым пшеном. Выложите в горшочки курицу, смешайте её с пшеном и тыквой, посолите, залейте кипятком и поставьте в духовку.

113 – **4914883194**

Требуется: 1 курица, 1,5 кг грибов, 200 г топлёного масла, 2луковицы, 120 г лесных орехов, соль, зелень.

Способ приготовления. Курицу отделите от костей, нарежьте кусочками, посолите, обжарьте в топлёном масле и сложите в горшочки. Грибы почистите, промойте, замочите на 2 ч в холодной воде, потом порежьте и обжарьте в масле с луком. Орехи очистите от скорлупы, измельчите, посыпьте ими курицу, сверху положите грибы, залейте кипятком и поставьте в духовку. За 10 мин до готовности посыпьте измельчённой зеленью.

114 – **489641017**

Требуется: 1курица, 0,8л молока, 1яйцо, 0,8 кг кукурузы, 2луковицы, соль.

Способ приготовления. Отделите мясо курицы от костей, посолите, сложите в горшочки. Кукурузу очистите, зерна насыпьте в горшочки поверх курицы, сверху положите нарезанный лук и залейте тёплым молоком. Поставьте в духовку на 2–2/2 ч. За 10 мин до готовности в горшочек добавьте взбитое яйцо.

115 – **41931481901**

Требуется: 1курица, 23 яйца, 0, 5 банки майонеза, 1головка чеснока, соль.

Способ приготовления. Курицу отварите в воде до полуготовности, отделите от костей, мясо нарежьте кусочками. Чеснок измельчите и смешайте с майонезом. Каждый кусочек курицы посолите, обмажьте майонезом с чесноком и сложите в горшочки, сверху осторожно вбейте яйца, стараясь, чтобы желтки сохранили форму, посолите, полейте майонезом и поставьте в духовку.

116 – **21431751948**

Требуется: 0,8 кг куриных желудков, 1банка майонеза, 3луковицы, чёрный перец.

Способ приготовления. Куриные желудки прокрутите через мясорубку с луком, посолите, поперчите, смешайте с майонезом и выложите всю массу в горшочки, поставьте в разогретую духовку и запеките.

117 – **51951431918**

Требуется: 1курица, 1 банка майонеза, 3 головки чеснока, соль, перец.

Способ приготовления. Отделите курицу от костей, нарежьте мясо крупными кусочками, посолите каждый из них, поперчите. Чеснок мелко истолките, перемешайте с майонезом и обмажьте каждый кусок. Сложите курицу в горшочки, равномерно поливая майонезом, поставьте в духовку и запекайте.

128 – **48916419**

Требуется: 1 большая индейка, 0,8 кг репчатого лука, 2 головки чеснока, 220 г муки, 200 г оливкового масла, 2 ст. л. уксуса, чёрный перец, соль.

Способ приготовления. Индейку вымойте и обдайте кипятком. Затем очень аккуратно проколите кожу и мясо в 6–8 местах кончиком ножа. В получившиеся отверстия заложите по половине лаврового листа, соль и перец. Лук нарежьте колечками, замаринуйте в уксусе и положите внутрь индейки.

Индейку хорошо обмажьте оливковым маслом с добавлением муки, натрите солью и перцем и положите в огнеупорную посуду с разогретым маслом. Поставьте в очень горячую духовку и запекайте там до готовности. Через каждые 15–20 мин доставайте индейку из духовки и поливайте вытапливающимся из неё жиром.

При подаче к столу посыпьте индейку мелко нарезанным чесноком и украсьте зеленью.

119 – **51931189**

Требуется: 1индейка, 0,8 кг моркови, 1 кг лука, 300 г сыра, 100 г муки, 1банка майонеза, соль, чёрный перец.

Способ приготовления. Лук и морковь очистите, нарежьте и перемешайте. Полученную смесь обжарьте в небольшом количестве масла и дайте остыть, затем добавьте тёртый сыр, майонез, соль, перец.

Индейку поварите в небольшом количестве воды до полуготовности и обсушите. Подготовленную таким образом индейку туго нафаршируйте луком и морковью. В оставшуюся часть добавьте муку и перемешайте до получения тестообразной массы. Затем покройте индейку толстым слоем этой массы, поставьте в духовку и запекайте до готовности на медленном огне. Готовая индейка должна быть покрыта красивой темно–рыжей корочкой.

При подаче на стол индейку чуть–чуть сбрызните лимонным соком и посыпьте зеленью.

120 – **49864178**

Требуется: 1индейка, 250 г белого сухого вина, 1банка майонеза, 2лимона, соль, чёрный перец.

Способ приготовления. Вымойте индейку, просушите, натрите солью и перцем снаружи и внутри, обмажьте майонезом. Возьмите шприц с толстой иглой и в нескольких местах впрысните в мясо индейки белое вино. Это очень просто: набираете вино в шприц и делаете «уколы», вводя иглу на 1/2—2 см чуть наискосок. Каждый такой укол не должен превышать 2 мл. После того как индейка заправлена вином, ей необходимо постоять около 1 ч в теплом месте. Затем ещё раз обмажьте её майонезом.

Запекайте в очень горячей духовке до готовности, не забывая время от времени поливать индейку вытапливающимся из неё жиром. Перед подачей к столу обложите индейку тонко нарезанными ломтиками лимона.

121 – **3194198**

Требуется: 1индейка, 4головки репчатого лука, 100 г муки, 100 г сливочного масла, 200 г соевого соуса, 1головка чеснока, листья зелёного салата, зелень петрушки и укропа, чёрный перец, соль.

Способ приготовления. Половину приготовленного лука нарежьте колечками, вторую половину нарежьте мелкими кубиками, обжарьте на сливочном масле до золотистого цвета и слегка остудите. Смешайте с мукой, измельчённым чесноком, перцем и соевым соусом до получения густой однородной массы. Этой массой густо обмажьте индейку снаружи и внутри. Лук, нарезанный кольцами, смешайте с соевым соусом и уложите внутрь индейки. Поставьте её запекаться в духовку, не забывая поливать вытапливающимся жиром. Перед подачей к столу выложите индейку на блюдо, покрытое листьями салата, и сверху посыпьте рубленой зеленью.

122 – **4786419**

Требуется: 1 большая индейка, 5–6 яиц, 1 головка чеснока, соль, перец, 100 г сметаны, укропные семечки.

Способ приготовления. Индейку отварите в небольшом количестве подсоленной воды со специями.
Яйца сварите всмятку, остудите и очистите, разрежьте наполовину. Приготовьте заправку для яиц: чеснок выдавите через чесночницу и перемешайте с желтком, прибавьте немного бульона из–под индейки, перец, все перемешайте, положите обратно в яйца и закройте их. Затем уложите индейку на противень, внутрь спрячьте яйца и зашейте отвер-

стие так, чтобы потери сока были минимальными. Запекайте в духовке до готовности, поливая бульоном. Перед подачей к столу нитки снимите, яйца достаньте и разделите опять на половинки. Индейку уложите на блюдо и окружите половинками яиц.

Возьмите немного оставшегося бульона, смешайте его со сметаной, солью, перцем и укропными семечками и подайте в качестве соуса.

123 – **514312208491**

Требуется: 1 кг курицы, 150 г риса, 50 г сливочного масла, 4 моркови, головка чеснока, соль.

Способ приготовления. Хорошо промытую тушку курицы натрите солью и чесноком. Положите её на сковородку и поставьте в хорошо нагретую духовку. Уже готовую курицу разрежьте на порционные куски и переложите в глубокий сотейник вместе с нарезанной соломкой морковью. Добавьте туда же рис, сливочное масло, залейте водой или бульоном и тушите, пока рис не станет мягким.

При подаче плов уложите горкой, добавьте ещё несколько зубчиков чеснока, сверху положите кусочки курицы.

124 – **498641 214**

Требуется: 450 г филе курицы, 2 ст. л. соевого соуса, 2 стебля лука–порея, 50 г изюма, 3 ст. л. растительного масла, 250 г риса, 500 мл куриного бульона, 1банка консервированной тыквы (200 г), молотый чёрный перец, молотый кориандр, 1 ст. л. лимонного сока, соль. Способ приготовления. Мясо курицы вымойте под струёй холодной воды и промокните насухо бумажной салфеткой или полотенцем. Нарежьте узкими полосками и ненадолго замаринуйте в соевом соусе.

Лук–порей почистите, вымойте, обсушите и нарежьте тонкими кольцами. Затем замочите изюм. В большой сковороде разогрейте растительное масло. Постоянно помешивая, слегка обжарьте на нем нарезанные мясо и лук–порей.

Всыпьте в сковородку предварительно отваренный рис, залейте горячим бульоном. В течение 5 мин дайте рису хорошенько набухнуть. Слейте жидкость с изюма и консервированной тыквы и добавьте их к смеси риса и мяса.

Заправьте по вкусу солью, молотым черным перцем и кориандром. По желанию можно добавить ещё несколько капель соевого соуса.

125 – **49864171901**

Требуется: 0,8 кг мойвы, 2 кабачка, 120 г муки, 2 банки майонеза, 150 г растительного масла, 2 луковицы, 2 моркови, соль, чёрный перец.

Способ приготовления. Разделайте мойву, посолите, поперчите, обваляйте в муке, обжарьте на растительном масле. Кабачки порежьте соломкой, посыпьте мукой и солью и тоже обжарьте. Отдельно обжарьте лук с морковью. Уложите в горшочки слоями рыбу, кабачки с луком и морковью, каждый слой полейте майонезом и поставьте в духовку.

126 – **71421631841**

Требуется: 1 кг пресноводной рыбы, 6 картофелин, 2 луковицы, 1морковь, лавровый лист, укроп, соль.

Способ приготовления. Разделайте рыбу, выложите на дно горшочков, сверху положите нарезанный кубиками картофель, залейте водой и поставьте в духовку. Когда содержимое горшочков закипит, положите нарезанные лук и морковь, соль, лавровый лист, укроп и варите до готовности.

127 – **498601848**

Требуется: 0,8 кг судака, 2,5 стакана риса, 1 банка майонеза, 2луковицы, 4 ст. л. топлёного масла, чёрный перец, соль.

Способ приготовления. Разделайте судака, выньте кости, посолите, поперчите и замаринуйте в майонезе на 1 ч. Рис замочите в воде. Лук нашинкуйте кольцами и обжарьте на масле. Сложите в горшочки судака, засыпьте рисом, а сверху положите луковые кольца, посолите, залейте кипятком и поставьте в духовку.

128 – **49164018**

Требуется: 2 кг налима, 550 г сушёных грибов, 3 луковицы, 1морковь, лавровый лист, зелень укропа, соль.

Способ приготовления. Разделайте и нарежьте кусками налима. Грибы тщательно промойте и замочите на 1 ч в холодной воде. Сложите в горшочки рыбу вперемешку с грибами, посолите, положите нарезанные кружочками лук и морковь, лавровый лист, залейте водой и поставьте в духовку. За 5 мин до готовности посыпьте укропом.

129 – **498641016**

Требуется: 1 кг карасей, 800 г сметаны, 6луковиц, 2моркови, 100 г морской капусты, 100 г топлёного масла, 200 г муки, соль.

Способ приготовления. Почистите и выпотрошите карасей, посолите, нарежьте на куски, обваляйте в муке и обжарьте в топлёном масле. Сметану вскипятите, всыпьте нарезанные кружочками лук и морковь, муку, разведённую в небольшом количестве холодной воды, и немного проварите. Кусочки рыбы сложите в горшочки, залейте горячей сметаной и поставьте в духовку. За 5 мин до готовности посыпьте сверху морской капустой.

130 – **49864181**

Требуется: 2,5 кг щуки, 6картофелин, 4луковицы, 1морковь, 1яйцо, зелень, соль.

Способ приготовления. Почистите щуку, отделите филе от костей и головы. Филе пропустите 3 раза через мясорубку, в третий раз вместе с луком, перемешайте фарш с яйцом, посолите и сформуйте небольшие шарики. Из головы с костями сварите бульон. Картофель нарежьте мелкими кубиками, нашинкуйте лук и морковь, все перемешайте. Уложите на дно горшочков слой овощей, потом рыбные шарики, потом опять овощи – и так до заполнения горшочков. Залейте горячим бульоном и поставьте в духовку.

131 – **589641071**

Требуется: 1 кг стерляди, 0,8 кг лука, 2,5 стакана молока, 2 стакана уксуса, 1банка майонеза, соль.

Способ приготовления. Стерлядь порежьте кусками и замочите в молоке на 1 ч. Лук порежьте кольцами, замочите в уксусе, сложите в горшочки слоями стерлядь и лук, каждый слой залейте майонезом и поставьте в духовку.

132 – **3986417891**

Требуется: 0,8 кг икры сазана или щуки, 4 яйца, 4 луковицы, 100 г растительного масла, соль.

Способ приготовления. Осторожно выньте икру из рыбы, выложите в неметаллическую посуду и взбейте вилкой, чтобы удалить плёнки, посолите. Лук измельчите, смешайте с растительным маслом, перемешайте с икрой, положите туда же яичные желтки. Белки яиц взбейте в пену и осторожно введите в икру. Переложите массу в горшочки, поставьте в духовку и запекайте.

133 – **79864101684**

Требуется: 850 г рыбы, 1,2 кг свежей капусты, 3 ст. л. маргарина, 1морковь, 2 ст. л. молотых сухарей, 2соленых огурца, 1 ст. л. тёртого сыра.

Способ приготовления. Нарежьте капусту на мелкие кусочки, положите её в кастрюлю, добавьте немного воды. Нарежьте лук, морковь, петрушку, обжарьте, затем добавьте томатную пасту, соль, сахар, посыпьте мукой и все смешайте с капустой. Продолжайте готовить на медленном огне ещё в течение нескольких минут.

Рыбу обработайте, промойте, удалите внутренности и сварите в бульоне с добавлением соли и специй. Готовую рыбу разделайте на куски, положите в сковороду, добавьте солёные огурцы, залейте горячей водой и поставьте на медленный огонь. Половину капусты положите в смазанный маслом горшочек, сверху положите кусочки рыбы вместе с огурцами, затем снова закройте слоем капусты. Поверхность посыпьте тёртым сыром, молотыми сухарями, сбрызните маслом и запекайте в духовке. К столу подавайте в горячем виде. Можно отдельно подать сметану или майонез. Перед подачей на стол украсьте закуску зеленью.

134 – **519487319**

Требуется: 120 г риса, 1 банка шпрот, 1 головка репчатого лука, 2 моркови, кинза, сельдерей, 2 помидора.

Способ приготовления. Отварите рис в слегка подсоленной воде. Лук мелко порубите, морковь нашинкуйте, а помидоры порежьте кружоч-

ками. Обжарьте все овощи на растительном масле, добавьте немного воды и тушите ещё 5 мин.
Выложите рис на красивое блюдо, положите сверху шпроты, а на них овощи. Украсьте зеленью.

135 – **498641016**

Требуется: 120 г риса, 1банка кильки в томатном соусе, зелень петрушки и укропа.

Способ приготовления. Рис отварите в маленькой кастрюле. Выложите его в неглубокую стеклянную салатницу, смешайте с килькой и украсьте зеленью. Приготовление этого блюда не займёт у вас много времени.

136 – **5195118194**

Требуется: 200 г риса, 350 г сома, 2 помидора, 1 лук, 1 морковь, 2 ст. л. растительного масла, 2 ст. л. муки, листья салата.

Способ приготовления. Промойте рис под струёй холодной воды и поставьте варить до готовности.

Рыбу хорошо очистите от слизи, помойте и нарежьте на небольшие кусочки. Каждый кусочек посолите, поперчите, обваляйте в муке и обжарьте на растительном масле. Морковь натрите на тёрке, лук и помидоры порежьте кружочками и добавьте к рыбе. Закройте крышкой и тушите до готовности.

Подайте блюдо к столу, положив кусочки рыбы на рис и украсив листьями салата.

137 – **91841791**

Требуется: 250 г риса, 550 г щуки, 1 головки лука, 2 зубчика чеснока, 1 небольшая свёкла, шелуха от лука, соль, чёрный перец горошком, зелень петрушки.

Способ приготовления. Отварите рис в подсоленной воде. Разделайте рыбу, отделите мясо от костей, перекрутите фарш, добавив в него лук и чеснок. Разбейте в фарш яйцо, посолите, поперчите и хорошо перемешайте, сделав шарики.

Возьмите небольшую кастрюлю и на сливочном маргарине обжарьте мясные шарики с обеих сторон. Положите туда же порезанную кружочками свёклу, шелуху от лука, чёрный перец горошком, залейте все водой, плотно закройте крышкой и варите 2 ч, пока все мелкие косточки рыбы не станут мягкими.

Подайте рис отдельно, рыбу – отдельно, обильно посыпав её зеленью петрушки.

138 – **418712**

Требуется: 250 г риса, 1небольшой судачок, 80 г растительного масла, 2 луковицы, 1яйцо, 2 ст. л. муки, немного молока, соль, пряности, лимонный сок, зелень.

Способ приготовления. Рис отварите до готовности. Сделайте кляр для рыбы, смешав муку, яйцо и молоко, получив обволакивающее полужидкое тесто. Для удобства разделайте судака на маленькие кусочки и обжарьте их на растительном масле, обмакнув предварительно в кляр. По желанию можете сбрызнуть рыбу лимонным соком.

Подайте блюдо горячим, положив кусочки рыбы на рис и посыпав их зеленью.

139 – **48906174**

Требуется: 550 г риса, 550 г налима, 3моркови, 1свежий огурец, 3помидора, лавровый лист, соль, зелень.

Способ приготовления. Это блюдо можно приготовить для праздничного стола.

Подготовьте рыбу, нарежьте её на небольшие куски, посолите, поперчите и поставьте варить до готовности, добавив соль и лавровый лист. Морковь, огурцы, помидоры нарежьте тонкими ломтиками и потушите.

Рис отварите и выложите на блюдо, чтобы он остыл. Когда рыба будет готова, выложите её на красивый поднос и сверху положите овощи. Можно украсить ломтиками лимона, веточками зелени.

140 – **49864121981**

Требуется: 250 г риса, 500 г карпа, соль, несколько горошин чёрного перца, 1лимон, 1помидор, 100 г сливочного масла.

Способ приготовления. Отварите рис в подсоленной воде до полуготовности.

Рыбу хорошо очистите и разрежьте на кусочки. Заранее подготовьте фольгу. Положите на фольгу кусочек рыбы, посолите, положите 2–3 горошинки чёрного перца, 1 ломтик лимона, 1 кружочек помидора. Хорошо защипните края фольги. Разогрейте духовку до 200 °С, смажьте большую сковороду сливочным маслом и положите кусочки рыбы в фольге. Когда рыба будет почти готова, уложите на сковороде рис и продолжайте запекать блюдо до готовности.

При подаче на стол рис усыпьте зеленью.

141 – **3194819**

Требуется: 200 г риса, 1небольшой кочан савойской капусты, 8 кусочков филе форели (по 150 г), перец, соль, 2 луковицы, 1 ст. л. сливочного масла, 3 помидора, 2 ст. л. жирной сметаны, 1 пучок петрушки.

Способ приготовления. Отварите рис, слегка потушите его с мелко нарезанной луковицей. Отделите 4 больших листа капусты и бланшируйте их 4–6 мин. Филе форели приправьте.

На каждый лист выложите по два куска филе. Заверните рулетом и скрепите.

Оставшуюся луковицу нарежьте кубиками. Затем спассеруйте лук в сливочном масле. Выложите в сковороду рулеты и тушите 5 мин под крышкой. Потом переверните их и тушите ещё 5 мин.

Помидоры ошпарьте кипятком и снимите кожицу. Мякоть порубите и добавьте к рису.

После этого выньте рулетики из сковороды. В оставшемся соусе размешайте сметану и заправьте специями. Добавьте порубленную петрушку. Подайте рулеты с соусом и пловом.

142 – **319481061**

Требуется: 250 г сушёных грибов, 1 стакан риса, 4 ст. л. масла, 2 стакана грибного бульона, 2 луковицы, 1морковь, томатная паста, соль. Способ приготовления. Сухие грибы переберите, промойте и замочите на 3 ч. Затем сварите их в той же воде до готовности. Шумовкой выньте грибы из бульона, нарежьте крупной соломкой и обжарьте.

Лук очистите, нарежьте мелкими кольцами и обжарьте. Морковь натрите на крупной тёрке и обжарьте с томатной пастой. Подготовленные лук и морковь смешайте с грибами. Добавьте немного процеженного грибного бульона.

Рис переберите, промойте и положите в бульон. Все закройте крышкой и тушите до готовности.

143 – **48918**

Требуется: 1,5 стакана риса, 80 г консервированных грибов, 2кубика куриного бульона, луковица, 50 г сливочного масла, соль, специи, зелень сельдерея и петрушки.

Способ приготовления. Мелко порежьте репчатый лук, сельдерей и петрушку. В кастрюле с толстым дном растопите сливочное масло, смешайте с ним рис, лук, зелень и бросьте туда же куриные кубики. Тушите овощи до тех пор, пока они не станут наполовину мягкими. Положите в овощи грибы, посолите и плотно закройте крышкой.

Готовьте плов 30 мин, чтобы рис стал мягким. 10 минут дайте блюду постоять в закрытом виде и можете подавать к столу.

144 – **4986418**

Требуется: 1 стакан риса, 550 г свежих грибов, 2 ст. л. растительного или сливочного масла, 2 моркови, 1 луковица, базилик, ноготки, рубленая петрушка, соль, специи.

Способ приготовления. Мелко нарезанные грибы обжарьте в масле, добавьте лук, приправы, специи, соль и доведите до готовности.

Промойте рис в холодной воде и смешайте его с приготовленными грибами, налив в полученную массу около литра кипячёной воды. Если есть бульонные кубики «Магги», то желательно добавить в воду и их. В течение 15–20 мин дайте блюду дойти до готовности.

Перед подачей на стол посыпьте зеленью петрушки.

145 – **318419**

Требуется: 5 баклажан, 90 г муки, 500 г сметаны, 100 г масла, зелень, соль.

Способ приготовления. Баклажаны нарежьте ломтиками, положите в горячую подсоленную воду на 5 мин, затем откиньте на сито или дуршлаг, дайте стечь, обваляйте в муке и обжарьте. Грибы проварите 5—10 мин, также откиньте на дуршлаг, дайте стечь, слегка обжарьте.

Баклажаны и грибы смешайте, посолите, залейте сметаной и тушите 30–40 мин.

Перед подачей к столу посыпьте зеленью.

146 – **498641819**

Требуется: 850 г картофеля, 120 г жира для фритюра, апельсин, 1 ч. л .сахара, соль, зелень базилика, мяты.

Способ приготовления. Сырой картофель нарежьте кружками, дольками или брусочками. Перед жаркой промойте в холодной воде, а затем слегка присыпьте смесью сахара и соли, перемешайте. В сотейнике нагрейте жир до 170–180 °С, положите в него картофель и жарьте, периодически помешивая, до образования румяной корочки. Готовый картофель выньте из жира шумовкой, положите на дуршлаг и дайте жиру стечь. Переложите на блюдо, сбрызните апельсиновым соком, украсьте кружками апельсина и ароматной зеленью.

147 – **49861481**

Требуется: 0,8 кг картофеля, 450 г курятины или свинины, 2яйца, 2 ст. л. муки или панировочных сухарей, 4 ст. л. сметаны, зелень укропа или петрушки.

Способ приготовления. Картофель очистите, отварите. Отвар слейте, картофель обсушите и разомните до образования пюре. Отваренное мясо проверните через мясорубку и смешайте с картофельным пюре, добавьте сырые яйца, хорошо размешайте и разделите на котлеты. Запанируйте их в муке или сухарях и обжарьте с обеих сторон до золотистой корочки. Подайте котлеты с маслом или со сметаной.

148 – **48964181**

Требуется: 550 г картофеля, 1 л воды, 1 стакан молока, 50 г сливочного масла, 3яйца, 3 ст. л. сметаны, 100 г сыра, соль, чёрный молотый перец, зелень петрушки и укропа.

Способ приготовления. Картофель отварите в подсоленной воде, разомните с молоком до пюре. Готовое пюре заправьте солью, маслом и сырым яйцом, положите в кондитерский мешок с зубчатой трубочкой. На порционную сковороду или блюдо, смазанное маслом, выпустите пюре в форме овальных коробочек. Картофельные коробочки смажьте яичным желтком и запеките в духовке. В каждую коробочку влейте взбитое сырое яйцо, полейте сметаной и посыпьте тёртым сыром, посолите, поперчите и опять запекайте в духовке до готовности яичницы. Готовое блюдо переложите на тарелку и посыпьте рубленой зеленью.

149 – **49864181**

Требуется: 450 г картофеля, 200 г сыра, 70 г сливок, 2яйца, 50 г сливочного масла.
Способ приготовления. Сырой картофель натрите на тёрке, добавьте к картофельной массе тёртый сыр, взбитые сливки и взбитые белки. Массу хорошо перемешайте, выложите на смазанную маслом сковороду, посыпьте тёртым сыром и запекайте. Готовое суфле выложите на блюдо и порежьте на порционные кусочки.

150 – **4890641**

Требуется: 1 кг капусты, 3 яйца, 2 ст. л. панировочных сухарей, 5 ст. л. сметаны, 2 ст. л. растительного масла, соль, зелень укропа или петрушки.
Способ приготовления. Капустные листья отварите в подсоленной воде, сверните по 2–3 вместе конвертиком, обмакните во взбитые яйца, обваляйте в панировке, обжаривайте до золотистой корочки в растительном масле. За 5 мин до готовности залейте сметаной, тушите под крышкой.

151 – **319418**

Требуется: 20 раков, 250 г свежих огурцов, по 120 г консервированного зелёного горошка и картофеля, 50 г сельдерея, 1яблок, 1стакан майонеза, соль, сахар, зелень укропа.
Способ приготовления. Отварите раков. Освободите от скорлупы рако-

вые шейки и мелко нарежьте их вместе с мякотью клешней. Отварите картофель в «мундире», очистите и нарежьте небольшими кусочками. Яблоко очистите от кожицы и сердцевины, затем вместе с сельдереем натрите на крупной тёрке. Мелко нарежьте свежие огурцы и перемешайте все ингредиенты. Добавьте зелёный горошек и заправьте майонезом, солью и сахаром. Выложите в салатницу и украсьте раковыми шейками и зеленью.

152 – **4987113194**

Требуется: 1 крупная тыква (5 кг), 5 кг свежих огурцов, 2 л 8 %–ного рассола (800 г соли на 10 л воды), 250 г зелени укропа, 100 г черносмородинового листа, корень хрена, 20дубовых листьев.

Способ приготовления. С тыквы срежьте верхушку, очистите её от семян, срежьте часть мякоти со стенок так, чтобы получилась удобная ёмкость для соления. На дно тыквы уложите часть специй, ряд огурцов, снова специи и т. д., верхний слой – черносмородиновые листья. Залейте огурцы рассолом, заполнив тыкву доверху (удобнее положить тыкву в бак или бочку), уложите на них груз.

153 – **49864181**

Требуется: 0,9 кг дрожжевого теста, 750 г солёных огурцов, 3головки репчатого лука, по 2 ст. л .растительного масла, крепкого чая и измельчённых сухарей, соль, чёрный молотый перец.

Способ приготовления. Огурцы очистите от кожицы и семян и мелко нарежьте, затем припустите в масле и откиньте на сито. Нашинкованный лук обжарьте на растительном масле и добавьте к огурцам. Приправьте перцем и солью. Тесто раскатайте по размеру противня и наколите в нескольких местах вилкой. Сверху выложите ровным слоем начинку из солёных огурцов и лука. Накройте тонким слоем теста, наколите вилкой, смажьте крепким сладким чаем и посыпьте сухарями. Пирог выпекайте, пока он не зарумянится.

154 – **4986414**

Требуется: 250 г кабачков, 4 яйца, 1стакан молока, 70 г сметаны, 50 г сливочного масла, соль, сахар.

Способ приготовления. Кабачки очистите от кожицы, нарежьте кубиками, посолите и обжарьте на сливочном масле до готовности, затем введите сметану и тушите, помешивая, 2–3 мин. Яйца смешайте с молоком, положите соль, сахар и взбейте, приготовленную массу вылейте на горячую сковороду и жарьте, постоянно помешивая, пока масса не станет густой. Затем выложите на середину омлета кабачки, заверните в форме пирожка и ещё немного обжарьте с каждой стороны.

155 – **49864171914**

Требуется: 200 г кабачков, 6яиц, 1стакан молока, 50 г сливочного масла, соль, зелень укропа или петрушки.

Способ приготовления. Кабачки очистите от кожицы и семян, нарежьте небольшими кружочками, посолите и обжарьте на сливочном масле. Яйца посолите, введите молоко, сливочное масло, перемешайте и варите, непрерывно помешивая, пока масса не загустеет. Перемешайте кабачки с кашкой и посыпьте зеленью.

156 – **49864178**

Требуется: 350 г кабачков, 600 г сахара, цедра лимона.
Способ приготовления. Кабачки очистите от кожуры и семечек, нарежьте маленькими ломтиками. Засыпьте их сахаром и дайте время настояться, после чего смешайте с цедрой и поставьте вариться на медленном огне. Варите до загустения и мягкости кабачков.

157 – **418411**

Требуется: 350 г гречневой крупы, 200 г кабачков, 3 ст. л. растительного масла, 250 мл молока, соль.

Способ приготовления. Сварите гречневую кашу. Очистите кабачки, нарежьте кубиками и обжарьте на смазанной маслом сковороде. Затем смешайте кашу с кабачками, влейте кипячёное молоко, посолите и подайте к столу.

158 – **4986412**

Требуется: 750 г баклажанов, 5 ст. л. растительного масла, 1 ст. л. пшеничной муки, 2 яйца, 2 ст. л. молока, 40 г сливочного масла, соль, чёрный молотый перец.

Способ приготовления. Обработанные баклажаны нарежьте кубиками, обмакните в льезоне и обжарьте на сливочном масле с обеих сторон до румяной корочки, до готовности доведите в духовке. Для льезона муку разведите молоком, добавьте взбитые яйца, соль, перец, все перемешайте.

159 – **4986417**

Требуется: 80 г баклажанов, 250 г пшеничного хлеба, 70 г моркови, 80 г цветной капусты, 60 г картофеля, 2 яйца, по 40 г консервированного зелёного горошка и сыра, 20 г сливочного масла, соль.

Способ приготовления. Баклажаны, морковь, цветную капусту, картофель отварите до готовности. Откиньте на дуршлаг или сито. Добавьте зелёный горошек без сока, заправьте сливочным маслом, взбитыми яйцами, посолите и хорошо перемешайте. Овощи положите на хлеб, нарезанный ломтиками, посыпьте тёртым сыром и запекайте в духовом шкафу до образования золотистой корочки.

160 – **498641518**

Требуется: по 230 г баклажанов и сладкого болгарского перца, 2зубчика чеснока, 3 ст. л. растительного масла, уксус, соль.

Способ приготовления. Баклажаны нарежьте дольками в длину и обжарьте на растительном масле до полуготовности. Из перца удалите семена и нарежьте его тонкой соломкой. Измельчите чеснок. В глубокое блюдо уложите слоями баклажаны, перец, чеснок, слегка посолите, сбрызните уксусом, ещё раз уложите слои в том же порядке и т. д., чтобы получилось 3–4 слоя. Последний слой – баклажаны. Накройте деревянным донышком, положите гнёт и вынесите в прохладное место на 3–4 ч.

161 – **4716418**

Требуется: 250 г пшеничного хлеба, 6 яиц, 20 г жира или маргарина, 400 г баклажанов, 3 ст. л. растительного масла, 20 г сливочного масла, соль, красный молотый перец.

Способ приготовления. Ломтики хлеба смочите в воде, а затем во взбитом яйце и поджарьте до золотистого цвета на разогретом маргарине или жире. Из баклажанов приготовьте пюре, добавьте в него молотый чёрный перец, соль и растительное масло. Остывшие гренки разложите на пюре и на каждый гренок положите по половинке варёного яйца. Полейте их сливочным маслом, смешанным с красным молотым перцем и разогретым на сковороде.

162 – **21931841**

Требуется: 350 г филе щуки, 250 г свежих помидоров, 1 ст. л. растительного масла, по 20 г сыра и сливочного масла, 200 г томатного соуса, соль, чёрный молотый перец.

Способ приготовления. Помидоры обдайте кипятком и снимите кожицу, разрежьте на две части, посолите, поперчите и слегка поджарьте на растительном масле. Порезанную на куски рыбу выложите на сковороду и, положив на неё поджаренные помидоры, залейте томатным соусом, посыпьте тёртым сыром, сбрызните маслом и запеките.

163 – **489641**

Требуется: по 0,9 кг тыквы и свежих помидоров, 4 ст. л. муки, по 100 г сыра и сливочного масла, соль, чёрный молотый перец, зелень.

Способ приготовления. Нарежьте тыкву на кусочки. Посолите, поперчите, обваляйте в муке и обжарьте на разогретом масле на сковороде до полуготовности. Затем выложите кусочки тыквы на предварительно смазанный маслом противень.

Помидоры разрежьте на половинки. Выложите половинки помидоров на тыкву, сбрызните растопленным маслом, посыпьте тёртым сыром и запекайте в духовке в течение нескольких минут. Затем разложите закуску на блюдо и украсьте зеленью. Подавайте к столу в охлаждённом виде.

164 – **4986412191**

Требуется: 4яйца, 120 г сыра, 75 г сливочного масла, 3–4 помидора, зелёный лук, соль.

Способ приготовления. Помидоры вымойте и очистите от кожуры. Для этого обдайте их кипятком и осторожно снимите кожицу. После того как вы проделаете данную процедуру, нарежьте мякоть кусочками. Разогрейте сковороду, смажьте её сливочным маслом и немного обжарьте помидоры. Как только все будет готово, уложите их на тарелку.

А теперь приступайте к приготовлению омлета. Яйца взбейте с солью и добавьте мелко нарезанный зелёный лук и сыр, все вместе перемешайте. Оставшееся сливочное масло растопите на сковороде, вылейте приготовленную массу и выпекайте омлет 5–8 мин. После того как он слегка подрумянится, выложите его на помидоры.
Если хотите, можете посыпать блюдо зеленью укропа, петрушки или оставшимся зелёным луком.

ДЕСЕРТЫ

165 – **2194813194**

Требуется: 150 г муки, 30 г сухих дрожжей, 2 ч. л. сахара, 1яйцо, 70мл воды, 1 ст. л. сахарной пудры, 800 мл растительного масла, щепотка соли.

Способ приготовления. Тщательно перемешайте муку с сухими дрожжами, добавьте воды и поставьте тесто подходить. За это время разотрите яйцо с сахаром и солью.

Когда тесто подойдёт, добавьте в него растёртое яйцо и замесите крутое тесто. Подготовленное тесто раскатайте тонким пластом. Из полученного пласта нарежьте полоски шириной 3–4 см.

Во фритюрницу или кастрюлю с толстым дном налейте растительное масло, слой масла должен быть не менее 5 см. Когда оно закипит, опустите в него сформованное тесто и обжарьте до готовности.

Готовые изделия обязательно выложите на сито, чтобы стек жир. Остывший хворост посыпьте сахарной пудрой и подавайте к столу.

166 – **49864189**

Требуется: 550 г. муки, 5яиц, 100 г. сахара, 50 г. сливок, 1 ст. л. рома, 2 ч. л. соли, 750 мл. растительного масла, варенье или джем, 100 г. толчёных грецких орехов.

Способ приготовления. Разотрите добела яйца с сахаром, добавьте соль, влейте сливки, водку и залейте этой массой муку. Все тщательно перемешайте и дайте тесту отстояться.

Готовое тесто раскатайте в тонкий пласт и нарежьте полосками шириной 3–4 см. Из этих полосок сделайте разнообразные фигурки.

В кастрюлю с толстым дном налейте растительное масло и раскалите его, а затем опускайте в жир заготовки из теста. Когда хворост подрумянится с обеих сторон, выложите его на сито и дайте стечь жиру.

Хворост подайте на стол вместе с вареньем, в которое добавьте истолчённые грецкие орехи.

167 – **3790641**

Требуется: 4 яйца, 100 мл. воды, 60 грома, 550 г. муки, 100 г. сахара, 100–150 г. клубничного варенья, 600–700 мл. растительного масла.

Способ приготовления. Тонко раскатайте тесто и сделайте из него небольшие пирожки, нафаршируйте их вареньем, плотно слепите края, смажьте яйцом. Полученные пирожки опустите в растопленное масло и жарьте до готовности.

Готовые пирожки выкладывайте на сито, чтобы стек жир. Перед подачей на стол пирожки посыпьте сахаром или сахарной пудрой.

168 – **4896418**

Требуется: 2яйца, 70 мл. воды, 1 ст. л. водки, 650 г масла пополам с салом, 450 г. муки, 180 г. сахара, 1–2 ст. л. сахарной пудры.

Способ приготовления. Возьмите два яйца и разотрите с 2 ст. л. сахара, добавьте водку, муку и замесите крутое тесто. Раскатайте тесто в пласт толщиной 4–5 мм и нарежьте полосками шириной 5–7 см. У полученных полосок прорежьте середину и выверните один конец. В кастрюле с толстым дном растопите масло и сало. Когда жир закипит, опустите в него заготовки из теста и обжарьте. Когда хворост подрумянится с обеих сторон, выньте его шумовкой, выложите на решето или вощёную бумагу и посыпьте сахаром.

После того как излишки жира будут удалены, переложите хворост на блюдо и подавайте к столу.
Подобный рецепт в комментариях не нуждается, одно слово – лакомка.

169 – **7194819101**

Требуется: 450 г молока, 3яйца, 100 г. сахара, 30 г сухих дрожжей, 500 г муки, 150–200 г сахарной пудры, 50 г сливочного масла или маргарина, 10–15 г. соли, 1 л. любого растительного масла.

Способ приготовления. Просейте муку через сито и очень хорошо перемешайте её с сухими дрожжами, добавьте сахар, молоко и поставьте подходить в тёплое место.

Пока тесто будет бродить, разотрите в пену растопленное сливочное масло, яйца и соль. Когда же тесто подойдёт, добавьте в него яичную пену. Замесите мягкое тесто и поставьте его подходить ещё на 30–40 мин.

Готовое тесто нарежьте на одинаковые кусочки и скатайте в шарики. В середине каждого шарика сделайте отверстие. Оставьте пончики для расстойки на 15–20 мин.
За время расстойки разогрейте растительное масло для жарки в кастрюле с толстым дном. В горячий жир опускайте пончики партиями по 3–4 шт.
Готовые пончики посыпьте сахарной пудрой и подайте на стол.

170 – **3194810481**

Требуется: 550 г муки, 30 г сухих дрожжей, 350 мл. молока, 1 л. растительного масла, 2 яичных желтка, 1 ст. л. рома, 10 г соли, 100 г. кокосовой стружки, 100 г сахарной пудры. Для крема: 1стакан молока, 200 г сахара, 2 ст. л. муки или крахмала, 200 г. сливочного масла.

Способ приготовления. Перемешайте просеянную муку с сухими дрожжами и разведите небольшим количеством молока, добавьте сахар. Поставьте тесто на 15–20 мин в тёплое место.

Когда тесто подойдёт, добавьте 2 ст. л. растительного масла, желтки, соль, ром, оставшееся молоко и вымесите тесто до гладкости. Затем тесто снова поставьте в тёплое место, но только уже на 30–40 мин.

Готовое тесто выложите на стол, посыпанный мукой, и раскатайте в пласт толщиной 2–3 см. Специальной формой или обыкновенным стаканом вырежете из теста кружочки.

Для приготовления заварного крема смешайте муку с сахаром и залейте молоком. Поставьте полученную смесь на огонь и доведите до кипения, непрерывно помешивая.
Когда молоко закипит, снимите кастрюлю с огня и оставьте остужаться.
К остывшей массе добавьте сливочное масло и взбейте миксером.
Каждый кружок намажьте заварным кремом и соедините попарно.
Оставьте пампушки для расстойки на 15–20 мин, а затем обжаривайте их во фритюре.
Смешайте кокосовую стружку с сахарной пудрой и обваляйте в смеси каждую пампушку.

Мы искренне надеемся: для тех, кто отведал такое изысканное лакомство, Рождественский вечер покажется действительно добрым и щедрым.

171 – **59864189**

Требуется: 3 апельсина, 300 г. ягод, 2 ст. л. сливок.

Способ приготовления. Вымойте апельсины и разрежьте зубчиками, так чтобы у вас получилось по две половинки–корзиночки. Выберите мякоть апельсина и нарежьте её кусочками.

Смешайте мякоть апельсина с клубникой и сливками. Заполните корзиночку получившейся массой и сверху украсьте листиками мяты, полейте апельсиновым соком и посыпьте кокосовой стружкой.

172 – **4916487148**

Требуется: 3 свёклы средней величины, 1 большое зелёное яблоко, 600 г. вишни, 20грецких орехов, 100 г. сметаны, сахар по вкусу.

Способ приготовления. Свёклу помойте, сварите. После этого готовую свёклу очистите, натрите на крупной тёрке. Яблоко очистите, удалите сердцевину, натрите на крупной тёрке. Грецкие орехи очистите, поджарьте на медленном огне, затем измельчите. Вишню помойте, удалите косточки, прокрутите мякоть через мясорубку. Свёклу, яблоко, орехи и вишнёвое пюре перемешайте, добавьте в салат сахар по вкусу и заправьте сметаной. Можете украсить сверху салат зеленью (петрушкой или укропом).

ГРАБОВОЙ ГРИГОРИЙ ПЕТРОВИЧ

ЧИСЛЕННЫЕ КОНЦЕНТРАЦИИ ПО ПРОДУКТАМ

www.ingramcontent.com/pod-product-compliance
Lightning Source LLC
LaVergne TN
LVHW020720110826
845149LV00012B/2338

* 9 7 8 3 9 4 3 1 1 0 6 6 1 *